执业药师考试考点速记突破胜经系列丛书

药事管理与法规

田磊 编著

中国中医药出版社
·北 京·

图书在版编目（CIP）数据

执业药师考试考点速记突破胜经.药事管理与法规/田磊编著.—北京：中国中医药出版社，2019.7

（执业药师考试考点速记突破胜经系列丛书）

ISBN 978-7-5132-5333-8

Ⅰ.①执… Ⅱ.①田… Ⅲ.①药政管理-资格考试-自学参考资料②药事法规-资格考试-自学参考资料 Ⅳ.①R192.8

中国版本图书馆CIP数据核字（2018）第258517号

中国中医药出版社出版
北京经济技术开发区科创十三街31号院二区8号楼
邮政编码 100176
传真 010-64405750
赵县文教彩印厂印刷
各地新华书店经销

开本 787×1092 1/32 印张 8.75 字数 148千字
2019年7月第1版 2019年7月第1次印刷
书号 ISBN 978-7-5132-5333-8

定价 39.00元
网址 www.cptcm.com

社 长 热 线 010-64405720
购 书 热 线 010-89535836
维 权 打 假 010-64405753

微信服务号 **zgzyycbs**
微商城网址 **https://kdt.im/LIdUGr**
官方微博 **http://e.weibo.com/cptcm**
天猫旗舰店网址 **https://zgzyycbs.tmall.com**

如有印装质量问题请与本社出版部联系（010-64405510）
版权专有 侵权必究

《执业药师考试考点速记突破胜经系列丛书》编委会

主　编　田　磊
副主编　周明旺　左玉霞　田泾市
编　委　张　超　张　峦　郭琛英
　　　　曹粟满　刘　婷　胡丽鸽

前　言

国家执业药师资格考试具有专业性强、知识面广、系统性差、考点散、难点多的特点，让广大考生深感棘手。为满足广大考生的备考需求，编者在详细研读教材内容，深入领会考试大纲的基础上，依据《国家执业药师考试指南》编写了《执业药师考试考点速记突破胜经系列丛书》。

该丛书包括《中药学专业知识（一）》《中药学专业知识（二）》《中药学综合知识与技能》《药学专业知识（一）》《药学专业知识（二）》《药学综合知识与技能》《药事管理与法规》七个分册，每册内容详尽，针对性强，有利于考生全面系统地掌握教材内容，深入理解重点、难点，为广大考生备考起到事半功倍之效。

本丛书的主要特点如下：

1. 覆盖全面

本丛书覆盖大纲规定的全部知识点，对重点、难点进行了系统的归纳和总结，有利于考生全面系统地消化理解各专业知识，提高综合应试能力。

2. 重点突出

本丛书紧紧围绕考试大纲，对大纲要求了解、掌握、熟悉的知识点进行了全面而有层次的梳理，易记易学，有助于考生将考点了然于心。

3. 结构清晰

本丛书是编者对"考试大纲"和"考试教材"反复研读凝炼而成，凝聚了编者十余年的执业药师考前辅导经验，对考点进行了全面系统的归纳，配以表格等形式展示重点和难点，简明直观地突出各章节知识点，帮助考生快捷掌握重要的和易混淆的内容，以强化和巩固考生对知识点的掌握。

编 者

2019 年 4 月

目录

第一章　执业药师与药品安全 …………… 1
　第一节　执业药师管理 …………… 1
　第二节　执业药师的职业道德
　　　　　与服务规范 …………… 7
　第三节　药品与药品安全管理 …………… 8

**第二章　医药卫生体制改革与国家
　　　　基本药物制度** …………… 12
　第一节　深化医药卫生体制改革 ………… 12
　第二节　药品供应保障制度 …………… 14
　第三节　国家基本药物制度 …………… 16

第三章　药品监督管理体制与法律体系 …… 25
　第一节　药品监督管理机构 …………… 25
　第二节　药品监督管理技术支撑机构 …… 29
　第三节　药品管理立法 …………… 33
　第四节　药品监督管理行政法律制度 …… 38

第四章　药品研制与生产管理 …………… 43
　第一节　药品研制与注册管理 …………… 43
　第二节　药品生产管理 …………… 50

第五章 药品经营与使用管理 ······ 66
- 第一节 药品经营管理 ······ 66
- 第二节 药品使用管理 ······ 92
- 第三节 处方药与非处方药的分类管理 ······ 121
- 第四节 医疗保障用药管理 ······ 130
- 第五节 药品不良反应报告与监测管理 ······ 134

第六章 中药管理 ······ 141
- 第一节 中药和中药创新发展 ······ 141
- 第二节 中药材管理 ······ 142
- 第三节 中药饮片管理 ······ 149
- 第四节 中成药与医疗机构中药制剂管理 ······ 154

第七章 特殊管理的药品管理 ······ 160
- 第一节 麻醉药品和精神药品的管理 ······ 160
- 第二节 医疗用毒性药品的管理 ······ 176
- 第三节 药品类易制毒化学品的管理 ······ 181
- 第四节 含特殊药品复方制剂的管理 ······ 183
- 第五节 兴奋剂的管理 ······ 187
- 第六节 疫苗的管理 ······ 189

第八章 药品标准与药品质量监督检验 ······ 195
- 第一节 药品标准管理 ······ 195

第二节　药品说明书和标签管理 ········· 197
　　第三节　药品质量监督检验和药品
　　　　　　质量公告 ·················· 207

第九章　药品广告管理与消费者权益保护··· 211
　　第一节　药品广告管理 ············· 211
　　第二节　反不正当竞争法 ············ 217
　　第三节　消费者权益保护 ············ 220

第十章　药品安全法律责任················ 226
　　第一节　药品安全法律责任概述 ········ 226
　　第二节　生产、销售假药、劣药的
　　　　　　法律责任 ·················· 227
　　第三节　违反药品监督管理规定的
　　　　　　法律责任 ·················· 236
　　第四节　违反特殊管理药品规定的
　　　　　　法律责任 ·················· 245

第十一章　医疗器械、保健食品和化妆品
　　　　　　的管理······················ 256
　　第一节　医疗器械管理 ············· 256
　　第二节　保健食品、特殊医学配方食品
　　　　　　和婴幼儿配方食品管理 ······· 264
　　第三节　化妆品管理 ··············· 269

第一章　执业药师与药品安全

第一节　执业药师管理

考点1 ★★　执业药师职业资格制度的内涵

执业药师是指经全国统一考试合格,取得《执业药师职业资格证书》并经注册,在药品生产、经营、使用和其他需要提供药学服务的单位中执业的药学技术人员。从事药品生产、经营、使用和其他需要提供药学服务的单位,应按规定配备相应的执业药师。

考点2 ★　执业药师管理部门

国家药品监督管理局与人力资源和社会保障部共同负责。国家药品监督管理局主要负责组织拟定考试科目和考试大纲、建立试题库、组织命审题工作,提出考试合格标准建议。人力资源和社会保障部负责组织审定考试科目、考试大纲,会同国家药品监督管理局对考试工作进行监督、指导并确定合格标准。

考点3 ★★　执业药师职业资格考试

1. 中华人民共和国公民和获准在我国境内就业的**其他国籍人员**，具备以下条件之一者，均可申请参加执业药师职业资格考试：①取得药学类、中药学类专业**大专学历**，在药学或中药学岗位工作满 5 年。②取得药学类、中药学类专业**本科学历或学士学位**，在药学或中药学岗位工作满 3 年。③取得药学类、中药学类专业**第二学士学位、研究生班毕业或硕士学位**，在药学或中药学岗位工作满 1 年。④取得药学类、中药学类专业**博士学位**。⑤取得药学类、中药学类**相关专业相应学历**或学位的人员，在药学或中药学岗位工作的年限相应增加 1 年。

2. 考试科目

考试分类	共同科目	考试科目
中药学类	药事管理与法规	中药学专业知识（一） 中药学专业知识（二） 中药学综合知识与技能
药学类		药学专业知识（一） 药学专业知识（二） 药学综合知识与技能

取得中药学或中医学专业高级职称并在中药学岗位工作的，可免试中药学专业知识（一）、中药学专业知识（二）；取得药学或医学专业高级职称并在药学岗位工作的，可免试药学专业知识

(一)、药学专业知识(二)。

3.考试周期和成绩管理。考试成绩管理以四年为一个周期,参加全部科目考试的人员须在连续四年内通过全部科目的考试,才能获得执业药师职业资格。参加免试部分科目的人员须在连续的两个考试年度内通过应试科目。

4.凡符合执业药师职业资格考试相应规定的香港、澳门、台湾居民,按照规定的程序和报名条件,可报名参加考试。

考点4 ★★★ 执业药师注册管理

1.国家药品监督管理局为全国执业药师注册管理机构,各省级药品监督管理部门负责本行政区域内的执业药师注册管理工作。

执业药师应当按照执业类别、执业单位、执业范围进行注册和执业。未经注册者,不得以执业药师身份执业。执业类别为药学类、中药学类、药学与中药学类;执业范围为药品生产、药品经营、药品使用以及其他需要提供药学服务的单位。机关、院校、科研单位、药品检验机构不属于规定的注册执业单位。

执业药师注册执业范围为药品经营的,需在《执业药师注册证》上注明药品经营(批发)或药品经营(零售);注册为零售连锁企业的,应在

《执业药师注册证》上注明药品经营（零售），注册的执业单位应当明确到总部或门店，执业药师应当在其注册的执业单位执业。

2. 申请注册的执业药师，必须具备以下条件：①取得《执业药师职业资格证书》；②遵纪守法，遵守执业药师职业道德，无不良信息记录；③身体健康，能坚持在执业药师岗位工作；④经执业单位考核同意。

3. 有下列情形之一的申请注册人员，不予注册：①不具备完全民事行为能力的；②因受刑事处罚，自刑罚执行完毕之日到申请注册之日不满2年的；③受过取消执业药师执业资格处分不满2年的；④国家规定不宜从事执业药师业务的其他情形的（主要包括：甲、乙类传染病传染期、精神病发病期等健康状况不适宜或者不能胜任执业药师业务工作的）。

4. 港澳台居民申请注册与内地（大陆）居民一样，参照相关规定具体办理。

5. 执业药师首次（延续）注册应填写《执业药师首次（或延续）注册申请表》，通过全国执业药师注册管理信息系统向所在地注册管理机构申请注册。

执业药师注册有效期为五年。持证者须在有效期满前三十日向所在地注册管理机构提出延续注册申请。办理延续注册时，同时变更执业单位的，须提交新执业单位合法开业证明。

6. 执业药师变更执业单位、执业范围应及时办理变更注册手续。

7. 执业药师注册后如有下列情况之一的，应予以注销注册：①死亡或被宣告失踪的；②受刑事处罚的；③被吊销《执业药师职业资格证书》的；④受开除行政处分的；⑤因健康或其他原因不能从事执业药师业务的；⑥无正当理由不在岗执业超过半年以上者；⑦注册许可有效期届满未延续的。注销手续由执业药师本人或其所在单位向注册机构申请办理。

考点 5 ★★★ 执业药师主要职责

执业药师职责包括药品质量管理和指导合理用药两个方面。以保障和促进公众用药安全有效为基本原则。具体职责：①执业药师必须遵守职业道德，忠于职守；②执业药师必须严格执行《药品管理法》及国家有关药品研制、生产、经营、使用的各项法规及政策，对违反《药品管理法》及有关法规的行为或决定，有责任提出劝告、制止、拒绝执行，并向当地负责药品监督管理的部门报告；③执业药师在执业范围内负责对药品质量的监督和管理，参与制定、实施药品全面质量管理，参与单位对内部违反规定行为的处理；④执业药师负责处方的审核及调配，提供用药咨询与信息，指导合理用药，开展治疗药物的监测及药品疗效的评价等临床药学工作。

考点6 ★★　继续教育

取得《执业药师职业资格证书》的人员，每年必须接受执业药师的继续教育。接受继续教育是执业药师的义务和权利，应按要求完成规定的学分，取得的学分证明是执业药师延续注册的必备条件之一。执业药师的继续教育学分，应由继续教育机构及时记入全国执业药师注册管理信息系统。

考点7 ★　执业药师执业活动的监督管理

对以不正当手段取得《执业药师职业资格证书》的，按照国家专业技术人员资格考试违纪违规行为处理规定进行处理。以欺骗、贿赂等不正当手段取得《执业药师注册证》的，由发证部门撤销《执业药师注册证》，三年内不予执业药师注册；构成犯罪的，依法追究刑事责任。买卖、租借《执业药师注册证》的单位，按照相关法律法规给予处罚。药品零售企业存在"挂证"执业药师的，按严重违反《药品经营质量管理规范》情形，撤销其《药品经营质量管理规范认证证书》。未按规定配备执业药师的，按照《中华人民共和国药品管理法》第七十八条规定依法查处；同时，将该企业列入年度重点检查对象，进行跟踪检查或飞行检查。存在"挂证"行为的执业药师，撤销其《执业药师注册证》，在全国执业药师注册管理信息系统进行记录，并予以公示，在不良信息记录撤销前，不能再次注册执业。

第二节 执业药师的职业道德与服务规范

考点1 ★★ 我国执业药师职业道德准则的具体内容

救死扶伤，不辱使命；尊重患者，平等相待；依法执业，质量第一；进德修业，珍视声誉；尊重同仁，密切协作。

考点2 ★★ 我国执业药师药学服务规范的主要内容

执业药师业务规范是指执业药师在运用药学等相关专业知识和技能从事业务活动时，应当遵守的行为准则。业务活动包括处方调剂、用药指导、药物不良反应监测、健康宣教等。执业药师应当以遵纪守法、爱岗敬业、遵从伦理、服务健康、自觉学习、提升能力为基本要求。

第三节 药品与药品安全管理

考点1★★ 药品的界定、质量特性

药品是指"用于预防、治疗、诊断人的疾病,有目的地调节人的生理机能并规定有适应症或者功能主治、用法和用量的物质,包括中药材、中药饮片、中成药、化学原料药及其制剂、抗生素、生化药品、放射性药品、血清、疫苗、血液制品和诊断药品等"。

药品质量特性:①有效性,有效性是药品的固有特性。②安全性。③稳定性。④均一性,均一性是在制剂过程中形成的固有特性。

考点2★ 药品安全风险的特点、分类

药品安全风险大致有以下几方面特点:①复杂性。②不可预见性。③不可避免性。

药品安全风险可分为自然风险和人为风险。药品安全的自然风险,是药品的内在属性,属于药品设计风险。人为风险属于药品的制造风险和使用风险,主要来源于不合理用药、用药差错、药品质量问题、政策制度设计及管理导致的风险,是我国药品安全风险的关键因素。

第一章　执业药师与药品安全

考点 3 ★★　药品安全风险管理的主要措施

首先，需要健全药品安全监管的各项法律法规。

其次，要完善药品安全监管的相关组织体系建设。

再次，要加强药品研制、生产、经营、使用环节的管理。研发环节中，药品研发机构避免药品的研发缺陷，做好上市前药品风险管理；生产环节中，药品生产企业应当负起药品整个生命周期的安全性监测和风险管理工作；经营环节中，药品经营企业承担药品流通环节的风险管理责任；使用环节中，使用单位应当承担药品使用过程中的风险管理责任。

第四，推进药品追溯体系建设。以落实企业主体责任为基础，以实现"一物一码，物码同追"为方向，要求药品上市许可持有人、生产企业、经营企业、使用单位通过信息化手段建立药品追溯系统，实现药品生产、流通和使用全过程来源可查、去向可追。

考点 4 ★★★　我国药品安全管理的目标任务

《"十三五"国家药品安全规划》制定了保障药品安全的总体要求、主要任务及保障措施。到 2020 年，药品质量安全水平、药品安全治理能力、医药产业发展水平和人民群众满意度将明显提升。

（1）药品质量进一步提高：批准上市的新药以解决临床问题为导向，具有明显的疗效；批准上市的仿制药与原研药质量和疗效一致。分期分批对已上市的药品进行质量和疗效一致性评价。2018年底前，完成国家基本药物目录中2007年10月1日前批准上市的289个化学药品仿制药口服固体制剂的一致性评价；鼓励企业对其他已上市品种开展一致性评价。

（2）药品医疗器械标准不断提升：制修订完成国家药品标准3050个和医疗器械标准500项。

（3）审评审批体系逐步完善：药品医疗器械审评审批制度更加健全，权责更加明晰，流程更加顺畅，能力明显增强，实现按规定时限审评审批。

（4）检查能力进一步提升：依托现有资源，使职业化检查员的数量、素质满足检查需要，加大检查频次。

（5）监测评价水平进一步提高：药品不良反应和医疗器械不良事件报告体系以及以企业为主体的评价制度不断完善，监测评价能力达到国际先进水平，药品定期安全性更新报告评价率达到100%。

（6）检验检测和监管执法能力得到增强：药

品医疗器械检验检测机构达到国家相应建设标准。实现各级监管队伍装备配备标准化。

（7）执业药师服务水平显著提高：每万人口执业药师人数超过4人，所有零售药店主要管理者具备执业药师资格、营业时有执业药师指导合理用药。

自2012年开始，新开办的零售药店必须配备执业药师；到"十二五"末，所有零售药店法人或主要管理者必须具备执业药师资格，所有零售药店和医院药房营业时有执业药师指导合理用药，逾期达不到要求的，取消售药资格。

《关于现有从业药师使用管理问题的通知》有条件地延长现有从业药师资格期限至2020年。从2021年1月1日起，药品经营企业必须按照要求配备执业药师。

第二章 医药卫生体制改革与国家基本药物制度

第一节 深化医药卫生体制改革

考点 1 ★★　深化医疗卫生体制改革的基本原则

①坚持以人为本。②坚持立足国情。③坚持公平与效率统一。④坚持统筹兼顾。

考点 2 ★★　深化医疗卫生体制改革的总体目标

建立健全覆盖城乡居民的基本医疗卫生制度，为群众提供安全、有效、方便、价廉的医疗卫生服务。

到 2020 年，覆盖城乡居民的基本医疗卫生制度基本建立。普遍建立比较完善的公共卫生服务体系和医疗服务体系，比较健全的医疗保障体系，比较规范的药品供应保障体系，比较科学的医疗卫生机构管理体制和运行机制，形成多元办医格局，人人享有基本医疗卫生服务，基本适应人民群众多层次的医疗卫生需求，人民群众健康水平进一步提高。

考点3 ★★★　建立国家基本医疗卫生制度

建设覆盖城乡居民的公共卫生服务体系、医疗服务体系、医疗保障体系、药品供应保障体系，形成四位一体的基本医疗卫生制度。

坚持非营利性医疗机构为主体、营利性医疗机构为补充，公立医疗机构为主导、非公立医疗机构共同发展的办医原则，建设结构合理、覆盖城乡的医疗服务体系。大力发展农村医疗卫生服务体系，完善以社区卫生服务为基础的新型城市医疗卫生服务体系。

考点4 ★　完善保障医药卫生体系有效规范运转的体制机制

（1）建立协调统一的医药卫生管理体制。
（2）建立高效规范的医药卫生机构运行机制。
（3）建立政府主导的多元卫生投入机制。
（4）建立科学合理的医药价格形成机制。
（5）建立严格有效的医药卫生监管体制。
（6）建立可持续发展的医药卫生科技创新机制和人才保障机制。
（7）建立实用共享的医药卫生信息系统。
（8）建立健全医药卫生法律制度。

考点5 ★★ 建立健全药品供应保障体系的主要内容和要求

建立健全药品供应保障体系总体要求是加快建立以国家基本药物制度为基础的药品供应保障体系，保障人民群众安全用药。

其主要内容包括：①建立国家基本药物制度。基本药物实行公开招标采购，统一配送，减少中间环节，保障群众基本用药。规范基本药物使用，制定基本药物临床应用指南和基本药物处方集。城乡基层医疗卫生机构应全部配备、使用基本药物，其他各类医疗机构也要将基本药物作为首选药物并确定使用比例。基本药物全部纳入基本医疗保障药物报销目录，报销比例明显高于非基本药物。②规范药品生产流通。③完善药品储备制度。支持用量小的特殊用药、急救用药生产。

第二节 药品供应保障制度

考点1 ★★ 流通环节的重大改革政策

1. 推动药品流通企业转型升级，健全城乡药品流通网络。鼓励中小型药品流通企业专业化经营，推动部分企业向分销配送模式转型。鼓励药品流通企业批发零售一体化经营。推进零售药店分级分类管理，提高零售连锁率。鼓励药品流通企业参与国际药品采购和营销网络建设。

2. 推行药品购销"两票制"。

3. 落实药品分类采购政策，降低药品虚高价格。

4. 加强药品购销合同管理，违反合同约定要承担相应的处罚。

5. 整治药品流通领域突出问题，严厉打击租借证照、虚假交易、伪造记录、非法渠道购销药品、商业贿赂、价格欺诈、价格垄断以及伪造、虚开发票等违法违规行为。

6. 建立药品价格信息可追溯机制，促进价格信息透明。

7. 积极发挥"互联网＋药品流通"的优势和作用，方便群众用药。规范零售药店互联网零售服务，推广"网订店取""网订店送"等新型配送方式。鼓励有条件的地区依托现有信息系统，开展药师网上处方审核、合理用药指导等药事服务。

考点2 ★★★ 改革完善仿制药供应保障及使用机制

1. 及时纳入采购目录。药品集中采购机构要按药品通用名编制采购目录，及时将符合条件的仿制药纳入采购目录范围，并及时启动采购程序。

2. 促进仿制药替代使用。将与原研药质量和疗效一致的仿制药纳入与原研药可相互替代药品目录，在说明书、标签中予以标注，并及时向社会公布相关信息，便于医务人员和患者选择使用。

3. 发挥基本医疗保险的激励作用。加快制定医保药品支付标准，与原研药质量和疗效一致的仿制药、原研药按相同标准支付。建立完善基本医疗保险药品目录动态调整机制，及时将符合条件的药品纳入目录。

4. 明确药品专利实施强制许可路径。依法分类实施药品专利强制许可，鼓励专利权人实施自愿许可，允许单位或个人依法提出强制许可请求，必要时国家实施强制许可。

5. 落实税收优惠政策和价格政策。支持仿制药企业工艺改造。

6. 推动仿制药产业国际化。

第三节　国家基本药物制度

考点1 ★ 基本药物和国家基本药物制度的界定与主要内容

基本药物是指适应基本医疗卫生需求、剂型适宜、价格合理、能够保障供应、公众可公平获得的药品。

国家基本药物制度是国家药物政策的核心和

药品供应保障体系的基础。

考点 2 ★ 实施基本药物制度的目标

1. 提高群众获得基本药物的可及性，保证群众基本用药需求。

2. 维护群众的基本医疗卫生权益，促进社会公平正义。

3. 改变医疗机构"以药补医"的运行机制，体现基本医疗卫生的公益性。

4. 规范药品生产流通使用行为，促进合理用药，减轻群众负担。

考点 3 ★★★ 基本药物管理部门及职能

国家基本药物工作委员会负责协调解决制定和实施国家基本药物制度过程中各个环节的相关政策问题，确定国家基本药物制度框架，确定国家基本药物目录遴选和调整的原则、范围、程序和工作方案，审核国家基本药物目录。

考点 4 ★★★ 基本药物遴选原则和范围

1. 基本药物遴选原则 国家基本药物遴选应当按照防治必需、安全有效、价格合理、使用方便、中西药并重、基本保障、临床首选和基层能够配备的原则，结合我国用药特点，参照国际经验，合理确定品种（剂型）和数量。

2. 基本药物遴选范围 国家基本药物应当是《中华人民共和国药典》收载的，国家卫生健康部门、国家食品药品监督管理部门颁布药品标准的品种。除急救、抢救用药外，独家生产品种纳入国家基本药物目录应当经过单独论证。

《基药办法》规定下列药品不纳入国家基本药物目录遴选范围：

（1）含有国家濒危野生动植物药材的。

（2）主要用于滋补保健作用，易滥用的。

（3）非临床治疗首选的。

（4）因严重不良反应，国家食品药品监督管理部门明确规定暂停生产、销售或使用的。

（5）违背国家法律、法规，或不符合伦理要求的。

（6）国家基本药物工作委员会规定的其他情况。

考点5 ★★★ 国家基本药物目录的调整依据和周期

动态调整目录，对基本药物目录定期评估、动态调整，调整周期原则上不超过3年。对新审批上市、疗效有显著改善且价格合理的药品，可适时启动调入程序。除少数民族地区可增补少数民族药外，原则上各地不增补药品。

应当从国家基本药物目录中调出的品种：

第二章　医药卫生体制改革与国家基本药物制度

①药品标准被取消的；

②国家药品监督管理部门撤销其药品批准证明文件的；

③发生严重不良反应，经评估不宜作为国家基本药物使用的；

④根据药物经济学评价，可被风险效益比或成本效益比更优的品种所替代的；

⑤国家基本药物工作委员会认为应当调出的其他情形。

考点6 ★★　国家基本药物目录构成

1.2018年版国家基本药物目录的药品构成　2018年版目录的药品分为化学药品和生物制品、中成药、中药饮片三个部分，其中化学药品和生物制品417种，中成药268个品种，中药饮片不列具体品种，共计685个品种。

（1）第一部分是化学药品和生物制品，主要依据临床药理学分类，名称采用中文通用名称和英文国际非专利药名中表达的化学成分的部分。

（2）第二部分是中成药，主要依据功能分类，中成药采用药品通用名称。

（3）第三部分是中药饮片，规定"颁布国家药品标准的中药饮片为国家基本药物，国家另有规定的除外"。

2.2018年版目录说明　化学药品和生物制

品，未标明酸根或盐基的药品，其主要化学成分相同而酸根或盐基不同的均为目录的药品；酯类衍生物的药品单独标明。

中成药成分中的"麝香"为人工麝香，"牛黄"为人工牛黄。"安宫牛黄丸"成分中的"牛黄"为天然牛黄、体内培植牛黄或体外培育牛黄。

考点 7 ★ 药品追溯体系的规定

2018 年 11 月，国家药品监督管理局发布《关于药品信息化追溯体系建设的指导意见》，要求加快推进药品信息化追溯体系建设，强化追溯信息互通共享，实现全品种、全过程追溯。

药品上市许可持有人、生产企业、经营企业、使用单位是药品质量安全的责任主体，药品上市许可持有人和生产企业承担药品追溯系统建设的主要责任，药品经营企业和使用单位应当配合药品上市许可持有人和生产企业，建成完整药品追溯系统，履行各自追溯责任。疫苗、麻醉药品、精神药品、药物类易制毒化学品、血液制品等重点产品应率先建立药品信息化追溯体系；基本药物、医保报销药物等消费者普遍关注的产品尽快建立药品信息化追溯体系；其他药品逐步纳入药品信息化追溯体系。

第二章　医药卫生体制改革与国家基本药物制度

考点 8 ★★　基本药物集中采购总体思路

坚持以省（区、市）为单位的网上药品集中采购方向，实行一个平台、上下联动、公开透明、分类采购，采取招生产企业、招采合一、量价挂钩、双信封制、全程监控等措施，加强药品采购全过程综合监管，切实保障药品质量和供应。

考点 9 ★★　基本药物集中采购主要措施

1. 实行药品分类采购

（1）对临床用量大、采购金额高、多家企业生产的基本药物，由省级药品采购机构采取双信封制公开招标采购，医院作为采购主体，按中标价格采购药品。

（2）对部分专利药品、独家生产药品，建立公开透明、多方参与的价格谈判机制。谈判结果在国家药品供应保障综合管理信息平台上公布，医院按谈判结果采购药品。

（3）对用量小、临床必需、市场供应短缺的药品，可通过招标采取定点生产等方式确保供应。

（4）对妇儿专科非专利药品、急（抢）救药品、基础输液、临床用量小的药品（上述药品的具体范围由各省区市确定）和常用低价药品（国家发改委发布《发改委定价范围内的低价药品目录》，低价药的筛选标准：中成药日服用费用不超过5元,化学药日服用费用不超过3元),实行集中挂网,由医院直接采购。

(5)对麻醉药品、精神药品、防治传染病和寄生虫病的免费用药、国家免疫规划疫苗、计划生育药品及中药饮片,按国家现行规定采购,确保公开透明。

医院使用的所有药品(不含中药饮片)均应通过省级药品集中采购平台采购。实现"两票制"采购的,药品生产企业到流通企业开一次发票,流通企业到医疗机构开一次发票。鼓励公立医疗机构与药品生产企业直接结算药品贷款、药品生产企业与流通企业结算配送费用。

2. 用量小、临床必需的基本药物品种开展定点生产 政府办基层医疗卫生机构应全部配备使用定点生产品种,各级公立医院及其他医疗卫生机构也应优先配备使用定点生产品种。定点生产企业按照所划分的区域,直接在省级集中采购平台上挂网销售相应品种。

3. 坚持质量优先、价格合理 坚持采用"双信封"的招标制度,即在编制标书时分别编制经济技术标书和商务标书,只有经济技术标书评审合格的企业才能进入商务标书评审,商务标书评审由价格最低者中标。

4. 加强对药品价格执行情况的监督检查 2015年6月1日起取消绝大部分药品政府定价,

药品实际交易价格主要由市场竞争形成。除麻醉药品、第一类精神药品仍暂时由国家发展改革委实行最高出厂价格和最高零售价格管理外，不再实行最高零售限价管理。按照分类管理原则，通过不同的方式由市场形成价格。其中：①医保基金支付的药品，通过制定医保支付标准探索引导药品价格合理形成的机制。②专利药品、独家生产药品，通过建立公开透明、多方参与的谈判机制形成价格。③医保目录外的血液制品、国家统一采购的预防免疫药品、国家免费艾滋病抗病毒治疗药品和避孕药具，通过招标采购或谈判形成价格。其他原来实行市场调节价的药品，继续由生产经营者依据生产经营成本和市场供求情况，自主制定价格。

考点 10 ★★　基本药物报销、补偿规定

基本药物全部纳入基本医疗保障药物报销目录，报销比例明显高于非基本药物。

《关于建立国家基本药物制度的实施意见》要求实施基本药物制度的政府办城市社区卫生服务机构和县（基层医疗卫生机构），要全部配备使用基本药物并实现零差率销售。

对各地不同的基本药物增补和补偿方式进行归纳，可分为四大类：

（1）收支两条线。

(2)多种渠道,多头补偿。
(3)以奖代补。
(4)政府全额补贴。

考点 11 ★★　基本药物使用管理

国家基本药物使用相关规定包括:①从2009年起,政府举办的基层医疗卫生机构全部配备和使用基本药物,其他各类医疗机构也都必须按规定使用基本药物,所有零售药店均应配备和销售基本药物。②建立基本药物优先选择和合理使用制度。③卫生行政部门制定临床基本药物应用指南和基本药物处方集,加强用药指导和监管。④医疗机构要按照国家基本药物临床应用指南和基本药物处方集,加强合理用药管理,确保规范使用基本药物。⑤促进基层医务人员合理用药。加强基层医务人员的培训和考核,尽快推进基本药物临床应用指南和处方集在基层普遍使用。

第三章 药品监督管理体制与法律体系

第一节 药品监督管理机构

考点1 ★★ 药品监督管理部门

2018年，党的十九届三中全会审议通过，组建国家市场监督管理总局，为国务院直属机构。同时单独组建国家药品监督管理局，由国家市场监督管理总局管理。

国家药品监督管理局负责制定药品、医疗器械和化妆品监管制度，负责药品、医疗器械和化妆品研制环节的许可、检查和处罚；省级药品监督管理部门负责药品、医疗器械、化妆品生产环节的许可、检查和处罚，以及药品批发许可、零售连锁总部许可、互联网销售第三方平台备案及检查和处罚。市县两级市场监督管理部门负责药品零售、医疗器械经营的许可、检查和处罚，以及化妆品经营和药品、医疗器械使用环节质量的检查和处罚。

考点 2 ★★★　药品管理工作相关部门的职责

1. 市场监督管理部门　国家、省（区、市）市场监督管理机构管理同级药品监督管理机构。市县两级市场监督管理部门负责药品零售、医疗器械经营的许可、检查和处罚，以及化妆品经营和药品、医疗器械使用环节质量的检查和处罚。市场监督管理部门负责相关市场主体登记注册和营业执照核发，查处准入、生产、经营、交易中的有关违法行为，实施反垄断执法、价格监督检查和反不正当竞争，负责药品、保健食品、医疗器械、特殊医学用途配方食品广告审查和监督处罚。

2. 卫生健康部门　负责组织拟订国民健康政策，拟订卫生健康事业发展法律法规草案、政策、规划，制定部门规章和标准并组织实施。统筹规划卫生健康资源配置，指导区域卫生健康规划的编制和实施等。同时，国家药品监督管理局会同国家卫生健康委员会组织国家药典委员会并制定国家药典，建立重大药品不良反应和医疗器械不良事件相互通报机制和联合处置机制。

3. 中医药管理部门　国家中医药管理局负责拟定中医药和民族医药事业发展的战略、规划、政策和相关标准。承担中医医疗、预防、保健、康复及临床用药等的监督管理责任。规划、指导和协调中医医疗、科研机构的结构布局及其运行机制的改革。国家中医药管理局由国家卫生和健康委员会管理。

4. 医疗保障部门　负责拟订医疗保险、生育保险、医疗救助等医疗保障制度的法律法规草案、政策、规划和标准,制度部门规章并组织实施,组织制定医疗保障筹资和待遇政策,完善动态调整和区域调剂平衡机制,统筹城乡医疗保障待遇标准,建立健全与筹资水平相适应的待遇调整机制等。

5. 发展和改革宏观调控部门　2018年的国务院机构改革,将国家发展和改革委员会的价格监督检查与反垄断执法职责划入国家市场监督管理总局,药品和医疗服务价格管理职责划入国家医疗保障局。国家发展和改革委员会负责监测和管理药品宏观经济,同时负责组织监测和评估人口变动情况及趋势影响,研究提出国家人口发展战略。

6. 人力资源和社会保障部门　负责拟订人力资源和社会保障事业发展政策、规划。统筹推进建立覆盖城乡的多层次社会保障体系;拟订养老、失业、工伤等社会保险及其补充保险政策和标准。会同有关部门实施全民参保计划并建立全国统一的社会保险公共服务平台。统筹拟订劳动人事争议调解仲裁制度和劳动关系政策,组织实施劳动保障监察,协调劳动者维权工作。牵头推进深化职称制度改革,拟订专业技术人员管理、继续教育管理等政策。完善职业资格制度,健全职业技能多元化评级政策。

7.工业和信息化部门　工业和信息化部门负责研究提出工业发展战略，推进信息化和工业化融合。拟订高技术产业中涉及生物医药、新材料等的规划、政策和标准并组织实施，指导行业技术创新和技术进步。承担食品、医药工业等的行业管理工作；承担盐业和国家储备盐行政管理、中药材生产扶持项目管理、国家药品储备管理工作。同时，通信主管部门负责配合有关部门处置发布药品虚假违法广告、涉嫌仿冒他人网站发布互联网广告的违法违规网站、无线电台，积极引导行业自律。

8.商务部门　负责研究拟订药品流通发展规划和政策。药品监督管理部门在药品监督管理工作中，配合执行药品流通发展规划和政策。商务部发放药品类易制毒化学品进口许可前，应当征得国家药品监督管理局同意。

9.公安部门　公安部门负责组织指导药品、医疗器械和化妆品犯罪案件侦查工作。与国家药品监督管理局建立行政执法和刑事司法工作衔接机制。

10.海关　负责药品进出口口岸的设置；药品进口与出口的监管、统计与分析。

11.网信办　配合相关部门进一步加强互联网药品广告管理，大力整治网上虚假违法违规信息，严厉查处发布虚假违法广告信息的网站平台，营造风清气正的网络空间。

12.新闻宣传部门　负责加强药品安全新闻宣传和舆论引导工作。组织新闻媒体围绕贯彻落实《广告法》和有关法律法规，做好阐释解读。协调新闻媒体曝光虚假违法广告典型案例，开展舆论监督。指导监督媒体健全广告刊播管理制度，履行法定广告审查义务。

13.新闻出版广电部门　负责监督指导媒体单位履行药品广告发布审查职责，严格规范广告发布行为。强化指导，提升药品广告内容的艺术格调。清理查处违规媒体和广告，及时受理群众对药品虚假违法广告的投诉举报。进一步规范电视购物节目播放，清理整治各种利用健康资讯、养生等节（栏）目、专版等方式，变相发布广告的行为。对不履行广告发布审查责任、虚假违法广告问题屡查屡犯的广播电视报刊出版单位以及相关责任人，依法依规予以处理。

第二节　药品监督管理技术支撑机构

考点★★★　国家药品监督管理技术支撑机构的职责

1.中国食品药品检定研究院（国家药品监督管理局医疗器械标准管理中心、中国药品检验总所）前身系中国药品生物制品检定所，是国家检验药品、生物制品质量的法定机构。主要职责为：

（1）承担食品、药品、医疗器械、化妆品及有关包装材料与容器、药用辅料的检验检测工作。组织开展药品、医疗器械、化妆品抽验和质量分析工作。负责相关复验、技术仲裁。组织开展进口药品注册检验以及上市后有关数据收集分析等工作。

（2）承担药品、医疗器械、化妆品质量标准、技术规范、技术要求、检验检测方法的制修订以及技术复核工作。组织开展检验检测新技术、新方法、新标准研究。承担相关产品严重不良反应、严重不良事件原因的实验研究工作。

（3）负责医疗器械标准管理工作。

（4）承担生物制品批签发相关工作。

（5）承担化妆品安全技术评价工作。

（6）组织开展有关国家标准物质的规划、计划、研究、制备、标定、分发和管理工作。

（7）负责生产用菌毒种、细胞株的检定工作。承担医用标准菌毒种、细胞株的收集、鉴定、保存、分发和管理工作。

（8）承担实验动物饲育、保种、供应和实验动物及其相关产品的质量检测工作。

（9）承担食品药品检验检测机构的实验室间

比对以及能力验证、考核与评价等技术工作。

（10）负责研究生教育培养工作。组织开展对食品药品相关单位质量检验检测工作的培训和技术指导。

（11）开展食品药品检验检测国际（地区）交流与合作。

2.国家药典委员会　是法定的国家药品标准工作专业管理机构。

3.国家药品监督管理局药品审评中心　是国家药品注册技术审评机构。

4.食品药品审核查验中心　主要职责为：

（1）组织制定药品、医疗器械、化妆品检查技术规范和技术文件。

（2）承担药物临床试验、非临床研究机构资格认定（认证）和研制现场检查。承担药品注册现场检查。承担药品生产环节的有因检查。承担药品境外检查。

（3）承担医疗器械临床试验监督抽查和生产环节的有因检查。承担医疗器械境外检查。

（4）承担化妆品研制、生产环节的有因检查。承担化妆品境外检查。

（5）承担国家级检查员考核、使用等管理工作。

（6）开展检查理论、技术和发展趋势研究、学术交流及技术咨询。

（7）承担药品、医疗器械、化妆品检查的国际（地区）交流与合作。

（8）承担国家市场监督管理总局委托的食品检查工作。

5.**药品评价中心（国家药品不良反应监测中心）** 主要职责为：

（1）组织制定药品不良反应、医疗器械不良事件监测、化妆品不良反应监测与上市后安全性评价及药物滥用的技术标准和规范。

（2）组织开展药品不良反应、医疗器械不良事件、药物滥用、化妆品不良反应监测工作。

（3）开展药品、医疗器械、化妆品的上市后安全性评价工作。

（4）指导地方相关监测与上市后安全性评价工作。组织开展相关监测与上市后安全性评价的方法研究、技术咨询和国际（地区）交流合作。

（5）参与拟订、调整国家基本药物目录。

（6）参与拟订、调整非处方药物目录。

6.**国家中药品种保护审评委员会** 负责组织国家中药品种保护的技术审评工作。

7.**国家药品监督管理局行政事项受理服务和投诉举报中心** 市场监管投诉举报：市场监管总局以"12315"一个号码对外，全国一个"12315"

平台受理,建立统一、权威、高效的"12315"行政执法体系。

8.国家药品监督管理局执业药师资格认证中心

9.国家药品监督管理局高级研修学院 主要职责为:

(1)实施公务人员高级研修,承担监管政策理论研究及人才队伍发展战略研究。

(2)承担职业化药品检查员教育培训工作。

(3)承担药品监管系统教育培训研究、课题开发和培训教学实施。

(4)组织开展执业药师考前培训、继续教育、师资培训及相关工作。

(5)开展药品安全专业技术人员培训工作。

(6)负责药品安全关键岗位从业人员(工种)技能鉴定相关工作。

(7)拟定药品监管教育培训相关学科、课程和教材体系建设规划并组织实施。

第三节 药品管理立法

考点1 ★ 法的特征、法律渊源、法律效力、法律责任

1.法的特征 具有规范性;具有国家意志性;

具有国家强制性；具有普遍性；具有程序性。

2. 法律渊源

（1）宪法：宪法是由全国人民代表大会依据特别程序制定的根本大法，具有最高效力。

（2）法律：法律系指全国人大及其常委会制定的规范性文件，由国家主席签署主席令公布。

（3）行政法规：行政法规由国务院有关部门或者国务院法制机构具体负责起草。

（4）地方性法规：省、自治区、直辖市的人民代表大会及其常务委员会根据本行政区域的具体情况和实际需要，在不同宪法、法律、行政法规相抵触的前提下，可以制定地方性法规。

（5）民族自治条例和单行条例：民族自治地方的人民代表大会有权依照当地民族的政治、经济和文化的特点，制定自治条例和单行条例。民族自治法规只在本自治区域有效。

（6）部门规章：国务院各部、委员会、中国人民银行、审计署和具有行政管理职能的直属机构，根据法律和国务院的行政法规、决定、命令，在本部门的权限范围内，制定规章。

（7）地方政府规章：省、自治区、直辖市和设区的市、自治州的人民政府，可以根据法律、行政法规和本省、自治区、直辖市的地方性法规，制定规章。

（8）国际条约、国际惯例。

3. 法律效力

（1）空间效力：由国家制定的法律和经中央机关制定的规范性文件，在全国范围内生效。地方性法规只在本地区内有效。

（2）时间效力：时间效力一般有三个原则：不溯及既往原则；后法废止前法原则；法律条文到达时间的原则。

（3）对人的效力：对人的效力又分为属地主义、属人主义和保护主义。

4. 法的效力层次概括

（1）上位法的效力高于下位法。

（2）在同一位阶的法之间，特别规定优于一般规定，新的规定优于旧的规定。

5. 法律责任包括　民事责任、行政责任、刑事责任。

考点2★★　药品管理法律体系

药品管理法律体系按照法律效力等级依次包括：法律、行政法规、部门规章、规范性文件。

1. 法律　与药品监督管理职责密切相关的法律主要有2部，包括《中华人民共和国药品管理法》《中华人民共和国禁毒法》；与药品管理有关的法律有《中华人民共和国刑法》《中华人民共和国广告法》《中华人民共和国价格法》《中华人民共和国消费者权益保护法》《中华人民共和国反不正当竞争法》《中华人民共和国专利法》等。

《**药品管理法**》是我国药品监管的基本法律依据。

2. 行政法规 国务院制定、发布的药品管理行政法规主要有10部，包括《药品管理法实施条例》《中药品种保护条例》《戒毒条例》《易制毒化学品管理条例》《麻醉药品和精神药品管理条例》《反兴奋剂条例》《血液制品管理条例》《医疗用毒性药品管理办法》《放射性药品管理办法》《野生药材资源保护管理条例》等。

3. 地方性法规 各省、市已出台的药品管理地方性法规有：《吉林省药品监督管理条例》《江苏省药品监督管理条例》《山东省药品使用条例》《湖北省药品管理条例》《湖南省药品和医疗器械流通监督管理条例》《云南省药品管理条例》等。

4. 部门规章 药品管理现行有效的主要规章有20多部，包括《药品注册管理办法》《药物非临床研究质量管理规范》《药物临床试验质量管理规范》《药品生产监督管理办法》《药品生产质量管理规范》《医疗机构制剂配制质量管理规范（试行）》《医疗机构制剂配制监督管理办法（试行）》《医疗机构制剂注册管理办法（试行）》《药品流通监督管理办法》《药品经营许可证管理办法》《药品经营质量管理规范》《中药材生产质量管理规范》《生物制品批签发管理办法》《处方药与非处方药分类管理办法》《药品进口管理办法》《直接接触药品的包装材料和容器管理办法》《药品说明书和标签管理规定》《药品不良反应报告和监测管理办法》《药品广告审查办法》《互联网药品信息服务管理办法》《药品召回管理办法》《食品药品行政处罚程序规定》《药品医疗器械飞行检查办法》等。

5. 地方政府规章　各省、市已出台的药品管理相关的地方政府规章有:《辽宁省医疗机构药品和医疗器械使用监督管理办法》《浙江省医疗机构药品和医疗器械使用监督管理办法》《安徽省药品和医疗器械使用监督管理办法》《福建省药品和医疗器械流通监督管理办法》《湖北省药品使用质量管理规定》《陕西省医疗机构药品和医疗器械管理办法》等。

6. 中国政府承认或加入的相关国际条约　《1961年麻醉品单一公约》和《1971年精神药物公约》等。

考点 3 ★　药品管理法律关系

药品管理法律关系主体包括国家机关、机构和组织、公民个人(自然人)。

药品管理法律关系客体包括药品、人身、精神产品。

第四节 药品监督管理行政法律制度

考点1 ★★★ 设定和实施行政许可的原则和事项

1. 设定和实施行政许可的原则 法定原则；公开、公平、公正原则；便民和效率原则；信赖保护原则。

2. 药品行政许可事项 药品生产许可，表现形式为颁发《药品生产许可证》和《医疗机构制剂许可证》；药品经营许可，表现形式为颁发《药品经营许可证》；药品上市许可，表现形式为颁发《药品注册证》；进口药品上市许可，表现形式为颁发《进口药品注册证》《医药产品注册证》等；国务院行政法规确认了执业药师执业许可，表现形式为颁发《执业药师注册证》。

近些年，逐步下放药品生产质量管理规范（GMP）认证、药品再注册行政许可、不改变药品内在质量的补充申请行政许可至省级食品药品监管局。

考点2 ★ 行政强制措施的种类、执行的方式

行政强制措施，是指行政机关在行政管理过程中，为制止违法行为、防止证据损毁、避免危害发生、控制危险扩大等情形，依法对公民的人

身自由实施暂时性限制，或者对公民、法人或者其他组织的财物实施暂时性控制的行为。

行政强制执行的方式包括：①加处罚款或者滞纳金。②划拨存款、汇款。③拍卖或者依法处理查封、扣押的场所、设施或者财物。④排除妨碍、恢复原状。⑤代履行。⑥其他强制执行方式。

考点3 ★★★ 行政处罚的种类和适用

1. 行政处罚的种类

（1）人身罚，如行政拘留。《药品管理法》没有涉及到人身罚的内容。对人身自由的行政处罚只能由公安机关实施，药品监管部门没有人身自由行政处罚权。

（2）资格罚，主要包括责令停产停业、吊销许可证或者执照等。

《药品管理法》规定的行政处罚中的资格罚包括：吊销《药品生产许可证》《药品经营许可证》、医疗机构执业许可证书、药物临床试验机构的资格、撤销进口药品注册证书、撤销药品广告批准文号、撤销GMP（或GSP）认证证书、撤销检验资格、责令停产、停业等。

（3）财产罚，形式主要有罚款和没收财物（没收违法所得、没收非法财物等）两种。

（4）声誉罚，具体形式上主要有警告和通报批评两种。《行政处罚法》中设置的声誉罚只有警告。

2. 行政处罚的适用

（1）**不予处罚**：①不满十四周岁的人有违法行为的，不予行政处罚。②违法行为在两年内未被发现的，除法律另有规定外，不再给予行政处罚。③精神病人在不能辨认或者控制自己行为时有违法行为的，不予行政处罚。④如违法行为轻微并及时纠正，没有造成危害后果的，不予行政处罚。

（2）**从轻或者减轻处罚**：受行政处罚的当事人有下列情形之一的，应当依法从轻或者减轻行政处罚：①主动消除或者减轻违法行为危害后果的。②受他人胁迫有违法行为的。③配合行政机关查处违法行为有立功表现的。④已满十四周岁不满十八周岁的人有违法行为的。

考点 4 ★★★　行政处罚的决定、程序

1. **简易程序**（当场处罚程序）

当违法事实清楚、有法定依据、拟作出数额较小的罚款（对公民处 50 元以下，对法人或者其他组织处 1000 元以下的罚款）或者警告时，可以适用简易程序，当场处罚。

2. **一般程序**（普通程序）

考点 5 ★★　听证程序

行政机关作出责令停产停业、吊销许可证或者执照、较大数额罚款等行政处罚决定之前，应

当告知当事人有要求举行听证的权利；当事人要求听证的，行政机关应当组织听证。当事人不承担行政机关组织听证的费用。

考点6 ★★ 行政复议的范围、申请和期限

1.附带申请复议的抽象行政行为。公民、法人或者其他组织认为行政机关的具体行政行为所依据的规定不合法，在对具体行政行为申请复议时，可以一并向行政机关提出对该规定的审查申请。

必须说明的是，对抽象行政行为不能单独提起行政复议，只能在对具体行政行为提起行政复议时一并提起。

下列两类事项不属于行政复议范围：

（1）对行政机关作出的行政处分或者其他人事处理决定。

（2）对民事纠纷的调解或者其他处理行为。

2.公民、法人或者其他组织认为具体行政行为侵犯其合法权益，可以自知道该具体行政行为之日起60日内提出行政复议申请。

考点7 ★★ 行政诉讼的受案范围、起诉和受理

人民法院对下列案件不予受理：①国防、外交等国家行为。②行政法规、规章或者行政机关制定、发布的具有普遍约束力的决定、命令。③行政机关对其工作人员的奖惩、任免等决定。④法律规

定由行政机关最终裁决的行政行为。⑤公安、国家安全等机关依照刑事诉讼法的明确授权实施的行为。⑥行政调解行为以及法律规定的仲裁行为。⑦不具有强制力的行政指导行为。⑧驳回当事人对行政行为提起申诉的重复处理行为。⑨对公民、法人或者其他组织权利义务不产生实际影响的行为。

向人民法院起诉必须具备以下条件:①原告是行政行为的相对人以及其他与行政行为有利害关系的公民、法人或者其他组织。②有明确的被告。③有具体的诉讼请求和事实根据。④属于人民法院的受案范围和受诉人民法院管辖。

经过行政复议的案件,公民、法人或者其他组织对行政复议决定不服的,可在收到复议决定书之日起 15 日内向人民法院起诉;直接向人民法院提起诉讼的,应当自知道或者应当知道作出行政行为之日起 6 个月内提出。超过起诉期限的起诉会被法院驳回。

第四章 药品研制与生产管理

第一节 药品研制与注册管理

考点1★★ 药物临床试验的分期和目的

Ⅰ期临床试验是初步的临床药理学及人体安全性评价试验。观察人体对于新药的耐受程度和药代动力学,为制定给药方案提供依据。病例数为20~30例。

Ⅱ期临床试验是治疗作用初步评价阶段。其目的是初步评价药物对目标适应症患者的治疗作用和安全性,也包括为Ⅲ期临床试验研究设计和给药剂量方案的确定提供依据。可采用随机盲法对照临床试验。病例数应不少于100例。

Ⅲ期临床试验是治疗作用确证阶段。其目的是进一步验证药物对目标适应症患者的治疗作用和安全性,评价利益与风险关系,最终为药物注册申请的审查提供充分依据。试验一般应为具有足够样本量的随机盲法对照试验。病例数不得少于300例。

Ⅳ期临床试验是新药上市后的应用研究阶段。其目的是考察在广泛使用条件下的药物的疗效和不良反应，评价在普通或者特殊人群中使用的利益与风险关系以及改进给药剂量等。病例数不少于2000例。

考点2★★★　药品注册和药品注册申请的界定

药品注册申请，包括新药申请、仿制药申请、进口药品申请及其补充申请和再注册申请。

（1）新药和仿制药申请：我国《药品管理法》及实施条例和《药品注册管理办法》将新药界定为"未曾在中国境内上市销售的药品"，包括国内外均未曾上市的创新药（首次作为药用物质的新化合物）和国外已上市未曾在我国境内上市销售的药品。

对已上市药品改变剂型、改变给药途径、增加新适应症的药品，虽不属于新药，但药品注册按照新药申请的程序申报。改变剂型但不改变给药途径，以及增加新适应症的注册申请获得批准后只发给药品批准文号，不发给新药证书（靶向制剂、缓释、控释制剂等特殊剂型除外）。

仿制药申请：是指生产国家药品监督管理部门已批准上市的，已有国家标准的药品的注册申请；但生物制品按照新药申请的程序申报。

根据《国务院关于改革药品医疗器械审评审批制度的意见》将药品分为新药和仿制药。将新药由现行的"未曾在中国境内上市销售的药品"

调整为"未在中国境内外上市销售的药品"。根据物质基础的原创性和新颖性，将新药分为创新药和改良型新药。将仿制药由现行的"仿已有国家标准的药品"调整为"仿与原研药品质量和疗效一致的药品"。

（2）进口药品申请：是指在境外生产的药品在中国境内上市销售的注册申请。申请进口的药品，应当获得境外制药厂商所在生产国家或者地区的上市许可；未在生产国家或者地区获得上市许可，但经国家药品监督管理局确认该药品安全、有效而且临床需要的，可以批准进口。进口分包装的药品也应当执行进口药品注册标准。

（3）补充申请：是指新药申请、仿制药申请或者进口药品申请经批准后，改变、增加或者取消原批准事项或者内容的注册申请。

（4）再注册申请：是指药品批准证明文件有效期满后申请人拟继续生产或者进口该药品的注册申请。

考点3 ★★　药品注册管理机构

国家药品监督管理部门主管全国药品注册工作，负责对药物临床试验、药品生产和进口进行审批。省级药品监督管理部门受国家药品监督管理部门委托，对药品注册申报资料的完整性、规范性和真实性进行审查，并对试验现场进行核查；药品检验机构负责对注册药品进行质量标准复核。

考点 4 ★★　药品注册分类

《药品注册管理办法》明确：中药、天然药物注册分为 9 类；化学药品注册分为 6 类；治疗用和预防用生物制品注册均分为 15 类。

2016 年 3 月发布的《关于发布化学药品注册分类改革工作方案的公告》对当前化学药品注册分类类别进行了调整，化学药品新注册分类共分为 5 个类别：

1 类：境内外均未上市的创新药。指含有新的结构明确的、具有药理作用的化合物，且具有临床价值的药品。

2 类：境内外均未上市的改良型新药。指在已知活性成分的基础上，对其结构、剂型、处方工艺、给药途径、适应症等进行优化，且具有明显临床优势的药品。

3 类：境内申请人仿制境外上市但境内未上市原研药品的药品。该类药品应与原研药品的质量和疗效一致。

原研药品指境内外首个获准上市，且具有完整和充分的安全性、有效性数据作为上市依据的药品。

4 类：境内申请人仿制已在境内上市原研药

品的药品。该类药品应与原研药品的质量和疗效一致。

5 类：境外上市的药品申请在境内上市。

新注册分类 1、2 类别药品，按照《药品注册管理办法》中新药的程序申报；含有新的结构明确的、具有药理作用的化合物的新复方制剂，按照新注册分类 1 类进行申报。新注册分类 3、4 类别药品，按照《药品注册管理办法》中仿制药的程序申报；新注册分类 5 类别药品，按照《药品注册管理办法》中进口药品的程序申报。

考点 5 ★★★　药品批准文件

药品批准文号的格式为：国药准字 H（Z、S、J）+4 位年号 +4 位顺序号，其中 H 代表化学药品，Z 代表中药，S 代表生物制品，J 代表进口药品分包装。

进口药品注册申请符合要求的发给《进口药品注册证》，《进口药品注册证》证号的格式为：H（Z、S）+4 位年号 +4 位顺序号。

中国香港、澳门和台湾地区的制药厂商申请注册的药品，符合要求的发给《医药产品注册证》，《医药产品注册证》证号的格式为：H（Z、S）C+4 位年号 +4 位顺序号，其中 H 代表化学药品，Z 代表中药，S 代表生物制品。

对于境内分包装用大包装规格的注册证，其

证号在原注册证号前加字母 B。

新药证书号的格式为：国药证字 H（Z、S）+4 位年号 +4 位顺序号，其中 H 代表化学药品，Z 代表中药，S 代表生物制品。

国家药品监督管理部门核发的药品批准文号、《进口药品注册证》或者《医药产品注册证》的有效期为 5 年。有效期届满，需要继续生产或者进口的，申请人应当在有效期届满前 6 个月申请再次注册。

考点 6 ★★　新药监测期

监测期内的新药，国家药品监督管理部门将不再受理其他企业生产、改变剂型和进口该药的申请。

药品生产企业应当经常考察处于监测期内的新药的生产工艺、质量、稳定性、疗效及不良反应等情况，并每年向所在地省级药品监督管理部门报告。

新药的监测期可以根据现有的安全性研究资料和境内外研究状况确定，自新药批准生产之日起计算，最长不得超过 5 年。

考点 7 ★★★　药品再评价的管理

《药品管理法》第 42 条规定，国务院药品监督管理部门对已经批准生产或者进口的药品，应当组织调查；对疗效不确、不良反应大或者其他原因危害人体健康的药品，应当撤销批准文号或者进口药品注册证书。已被撤销批准文号或者进口药品注册证书的药品，不得生产或者进口、销售和使用；已经生产或者进口的，由当地药品监督管理部门监督销毁或者处理。

《药品管理法实施条例》第41条规定，国务院药品监督管理部门对已批准生产、销售的药品进行再评价，根据药品再评价结果，可以采取责令修改药品说明书，暂停生产、销售和使用的措施；对不良反应大或者其他原因危害人体健康的药品，应当撤销该药品的批准证明文件。

考点8 ★★★　开展药品上市许可持有人制度试点

试点行政区域内的药品研发机构或者科研人员可以作为药品注册申请人，取得药品上市许可及药品批准文号的，可以成为药品上市许可持有人，对药品质量承担相应责任。

在相关药品生产方面，药品上市许可持有人委托生产过程中应将委托生产相关权利、责任等在委托生产书面合同及质量协议中予以明确。在相关药品流通方面，药品上市许可持有人可自行销售所持有的药品。其资质证明文件可作为产品销售的资质证明文件；也可委托合同生产企业或药品经营企业销售所持有的药品，签订质量协议，确保销售的药品符合要求。

考点 9 ★★ 特殊审批的有关规定

国家鼓励研究创制新药,对创制的新药、治疗疑难危重疾病的新药实行特殊审批。对于境外已上市的防治严重危及生命且尚无有效治疗手段疾病以及罕见病的药品,进口药品注册申请人经研究认为不存在人种差异的,可以提交境外取得的临床试验数据直接申报药品上市注册申请。

第二节 药品生产管理

考点 1 ★★ 药品生产许可的申请和审批

开办药品生产企业,须经企业所在地省级药品监督管理部门批准并发给《药品生产许可证》。无《药品生产许可证》的,不得生产药品。

药品生产企业将部分生产车间分立,形成独立药品生产企业的,应按规定办理《药品生产许可证》。新开办药品生产企业、药品生产企业新建药品生产车间或者新增生产剂型的,应当自取得药品生产证明文件或者经批准正式生产之日起 30 日内,按照规定要求申请《药品生产质量管理规范》认证。

考点 2 ★★　药品生产许可证管理

1.《药品生产许可证》的内容　《药品生产许可证》分正本和副本,具有同等法律效力,有效期为五年。

新版《药品生产许可证》应载明编号、企业名称、分类码、注册地址、生产地址和生产范围、社会信用代码、法定代表人、企业负责人、质量负责人、有效期、发证机关和签发人,还须注明日常监管机构、日常监管人员和监督举报电话,落实监管责任,接受社会监督。

新版的《药品生产许可证》自 2016 年 1 月 1 日起启用。《药品生产许可证》编号格式为"省份简称 + 四位年号 + 四位顺序号"。

大写字母有 H(化学药)、Z(中成药)、S(生物制品)、T(按药品管理的体外诊断试剂)、Y(中药饮片)、Q(医用气体)、F(药用辅料)、J(空心胶囊)、C(特殊药品)、X(其他),并按此顺序排列,小写字母 a(原料药)、b(制剂)。药品的类型字母 H、Z、S、C 之后,应紧接其原料药、制剂属性的小写字母。

2.《药品生产许可证》的变更　许可事项变更,是指企业负责人、生产范围、生产地址的变更。登记事项变更,是指企业名称、法定代表人、注册地址、企业类型等项目的变更。

(1)药品生产企业变更《药品生产许可证》

许可事项的，应当在原许可事项发生变更30日前，向原发证机关提出《药品生产许可证》变更申请。原发证机关应当自收到企业变更申请之日起15个工作日内作出是否准予变更的决定。

变更生产范围或者生产地址的，药品生产企业应当按照规定提交变更内容的有关材料并报经所在地省级药品监督管理部门审核决定。

（2）药品生产企业变更《药品生产许可证》登记事项的，向原发证机关申请《药品生产许可证》变更登记。原发证机关应当自收到企业变更申请之日起15个工作日内办理变更手续。

3.《药品生产许可证》换发 《药品生产许可证》有效期届满，需要继续生产药品的，持证企业应当在许可证有效期届满前6个月，按照规定申请换发《药品生产许可证》。

考点3 ★★★　GMP的基本要求和实施

《药品管理法》第9条规定，药品生产企业必须按照国家药品监督管理部门制定的《药品生产质量管理规范》组织生产。

1. 总则　企业应当建立药品质量管理体系。

2. 质量管理　企业高层管理人员应当确保实现既定的质量目标，不同层次的人员以及供应商、经销商应当共同参与并承担各自的责任。企业应当配备足够的、符合要求的人员、厂房、设施和设备，为实现质量目标提供必要的条件。质量管理包括质量保证、质量控制和质量风险管理。

3. 机构与人员要求

（1）组织机构和人员配备：企业应当设立独立的质量保证部门和质量控制部门。企业应当配备足够数量并具有适当资质（含学历、培训和实践经验）的管理和操作人员，应当明确规定每个部门和每个岗位的职责。所有人员应当明确并理解自己的职责，熟悉与其职责相关的要求，并接受必要的培训，包括上岗前培训和继续培训。

（2）关键人员：应当为企业的全职人员，至少应当包括企业负责人、生产管理负责人、质量管理负责人和质量受权人。质量管理负责人和生产管理负责人不得相互兼任。质量管理负责人和质量受权人可以兼任。应当制定操作规程确保质量受权人独立履行职责，不受企业负责人和其他人员的干扰。

（3）培训。

（4）人员卫生。

4. 厂房与设施要求

（1）厂房的要求。

（2）生产区的要求：洁净区与非洁净区之间、不同级别洁净区之间的压差应不低于 10 帕斯卡。

高致敏性药品（如青霉素类）或生物制品（如卡介苗或其他用活性微生物制备而成的药品），

必须采用专用和独立的厂房、生产设施和设备。青霉素类药品产尘量大的操作区域应当保持相对负压,排至室外的废气应当经过净化处理并符合要求,排风口应远离其他空气净化系统的进风口;生产β-内酰胺类药品、性激素类避孕药品必须使用专用设施(如独立的空气净化系统)和设备,并与其他药品生产区严格分开;生产某些激素类、细胞毒性类、高活性化学药品应当使用专用设施(如独立的空气净化系统)和设备;特殊情况下,如采取特别防护措施并经过必要的验证,上述药品制剂则可通过阶段性生产方式共用同一生产设施和设备;上述空气净化系统,其排风应当经过净化处理。

(3)仓储区的要求:仓储区应当有足够的空间,确保有序存放待验、合格、不合格、退货或召回的原辅料、包装材料、中间产品、待包装产品和成品等各类物料和产品。

(4)质量控制区的要求:质量控制实验室通常应当与生产区分开。

5. 设备的要求

(1)原则:设备的设计、选型、安装、改造和维护必须符合预定用途,应当尽可能降低产生污染、交叉污染、混淆和差错的风险,便于操作、清洁、维护,以及必要时进行消毒或灭菌。

(2)校准。

（3）制药用水：制药用水至少应当采用饮用水。纯化水可采用循环，注射用水可采用70℃以上保温循环。

6. 物料与产品的要求

7. 确认与验证 企业应当确定需要进行的确认或验证工作，以证明有关操作的关键要素能够得到有效控制。应当采用经过验证的生产工艺、操作规程和检验方法进行生产、操作和检验，并保持持续的验证状态。

确认和验证不是一次性的行为。首次确认或验证后，应当根据产品质量回顾分析情况进行再确认或再验证。关键的生产工艺和操作规程应当定期进行再验证，确保其能够达到预期结果。

8. 文件管理的规定 企业必须有内容正确的书面质量标准、生产处方和工艺规程、操作规程以及记录等文件。

每批药品应当有批记录，包括批生产记录、批包装记录、批检验记录和药品放行审核记录等与本批产品有关的记录。批记录应当由质量管理部门负责管理，至少保存至药品有效期后一年。质量标准、工艺规程、操作规程、稳定性考察、确认、验证、变更等其他重要文件应当长期保存。

9. 生产管理的要求 建立划分产品生产批次

的操作规程，生产批次的划分应当能够确保同一批次产品质量和特性的均一性。每批药品均应当编制唯一的批号。除另有法定要求外，生产日期不得迟于产品成型或灌装（封）前经最后混合的操作开始日期，不得以产品包装日期作为生产日期。不得在同一生产操作间同时进行不同品种和规格药品的生产操作，除非没有发生混淆或交叉污染的可能。

生产过程中应当尽可能采取措施，防止污染和交叉污染，具体做法如下：

（1）在分隔的区域内生产不同品种的药品。

（2）采用阶段性生产方式。

（3）设置必要的气锁间和排风设备，空气洁净度级别不同的区域应当有压差控制。

（4）应当降低未经处理或未经充分处理的空气再次进入生产区导致污染的风险。

（5）在易产生交叉污染的生产区内操作人员应当穿戴该区域专用的防护服。

（6）采用验证或已知有效的清洁和去污操作规程进行设备清洁；必要时，应当对与物料直接接触的设备表面的残留物进行检测。

（7）采用密闭系统进行生产。

（8）干燥设备的进风应当有空气过滤器，排风应当有防止空气倒流装置。

（9）生产和清洁过程中应当避免使用易碎、

易脱屑、易发霉器具；使用筛网的应当有防止因筛网断裂而造成污染的措施。

（10）液体制剂的配制、过滤、灌封、灭菌等工序应当在规定的时间内完成。

（11）软膏剂、乳膏剂、凝胶剂等半固体制剂以及栓剂的中间产品应当规定贮存期和贮存条件。

10. 质量控制与质量保证要求　质量控制实验室的人员、设施、设备应当与产品性质和生产规模相适应。

质量管理部门应当建立药品不良反应报告和监测管理制度，设立专门机构并配备专职人员负责管理。

考点4 ★　药品批次划分原则

批指经一个或若干加工过程生产的、具有预期均一质量和特性的一定数量的原辅料、包装材料或成品。在连续生产情况下，"批"必须与生产中具有预期均一特性的确定数量的产品相对应，批量可以是固定数量或固定时间段内生产的产品量。

口服或外用的固体、半固体制剂在成型或分装前使用同一台混合设备一次混合所生产的均质产品为一批；口服或外用的液体制剂以灌装（封）前经最后混合的药液所生产的均质产品为一批。

考点 5 ★★　GMP 认证与检查的基本要求

1.国家药品监督管理部门主管全国药品 GMP 认证管理工作。

从 2016 年 1 月 1 日起，各省级药品监督管理部门负责所有药品 GMP 认证工作。对于通过认证的企业，由各省级药品监督管理部门核发《药品 GMP 证书》；对于未通过认证的企业，也应公布现场检查发现的严重缺陷项目、主要缺陷项目。国家药品监督管理部门不再受理药品 GMP 认证申请。对于已经受理的认证申请，将继续组织完成现场检查、审核发证。各省级药品监督管理部门要按照《关于对取消和下放行政审批事项加强事中事后监管的意见》要求，完善监管体系，加强能力建设，加强事中事后监管，保证认证工作质量。

2.GMP 认证的主要程序。

（1）申请、受理与审查：新开办药品生产企业或药品生产企业新增生产范围、新建车间的，应当按照《药品管理法实施条例》的规定申请药品 GMP 认证。已取得《药品 GMP 证书》的药品生产企业应在证书有效期届满前 6 个月，重新申请药品 GMP 认证。药品生产企业改建、扩建车间或生产线的，应重新申请药品 GMP 认证。

申请药品 GMP 认证的生产企业，应按规定

第四章　药品研制与生产管理

填写《药品 GMP 认证申请书》，并与相关申请资料一并报送省级药品监督管理部门。

（2）现场检查：药品认证检查机构完成申报资料技术审查后，应当制定现场检查工作方案，并组织实施现场检查。

现场检查实行组长负责制，检查组一般由不少于 3 名药品 GMP 检查员组成，从药品 GMP 检查员库中随机选取，并应遵循回避原则。

检查缺陷的风险评定应综合考虑产品类别、缺陷的性质和出现的次数。缺陷分为严重缺陷（指与药品 GMP 要求有严重偏离、产品可能对使用者造成危害的）、主要缺陷（指与药品 GMP 要求有较大偏离的）和一般缺陷（指偏离药品 GMP 要求但尚未达到严重缺陷和主要缺陷程度的）。

（3）审批与发证：只有一般缺陷，或者所有主要和一般缺陷的整改情况证明企业能够采取有效措施进行改正的，评定结果为"符合"；有严重缺陷或有多项主要缺陷，表明企业未能对产品生产全过程进行有效控制的，或者主要和一般缺陷的整改情况或计划不能证明企业能够采取有效措施进行改正的，评定结果为"不符合"。

经药品监督管理部门审批，符合药品 GMP 要求的，向申请企业发放《药品 GMP 证书》；不符合药品 GMP 要求的，认证检查不予通过，药品监督管理部门以《药品 GMP 认证审批意见》

方式通知申请企业。

（4）跟踪检查：药品监督管理部门应对持有《药品 GMP 证书》的药品生产企业组织进行跟踪检查。《药品 GMP 证书》有效期内至少进行一次跟踪检查。

（5）《药品 GMP 证书》管理：《药品 GMP 证书》有效期 5 年。《药品 GMP 证书》由国家药品监督管理部门统一印制。根据《关于未通过药品生产质量管理规范（2010 年修订）认证企业停止生产和下放无菌药品认证有关事宜的公告》和《关于切实做好实施药品生产质量管理规范有关工作的通知》，自 2016 年 1 月 1 日起，未通过《药品生产质量管理规范（2010 年修订）》认证的药品生产企业（或生产车间）一律停止生产。2015 年 12 月 31 日前已完成最终包装的药品，经企业所在地省（区、市）药品监督管理局核准后，可继续进行检验，合格后方可销售。2015 年 12 月 31 日前已通过药品 GMP 认证现场检查并已公示的药品生产企业（或生产车间），2016 年 1 月 1 日后，可继续生产。但是，其产品应在取得《药品 GMP 证书》后方可销售。

考点 6 ★★★　委托生产的界定与监督管理

1. 药品委托生产　是指药品生产企业（以下称委托方）在因技术改造暂不具备生产条件和能

力或产能不足暂不能保障市场供应的情况下,将其持有药品批准文号的药品委托其他药品生产企业(以下称受托方)全部生产的行为,不包括部分工序的委托加工行为。

2. 药品委托生产的监督管理 《药品管理法》规定,经省级药品监督管理部门批准,药品生产企业可以接受委托生产药品。《药品委托生产批件》有效期不得超过3年。《药品委托生产批件》有效期届满需要继续委托生产的,委托方应当在有效期届满3个月前,仍然应当按照规定申报,办理延续手续。擅自委托或者接受委托生产药品的,对委托方和受托方均依照《药品管理法》第73条的"生产假药"的法律责任予以处罚。

考点7 ★★★　委托生产品种限制

麻醉药品、精神药品、药品类易制毒化学品及其复方制剂,医疗用毒性药品,生物制品,多组分生化药品,中药注射剂和原料药不得委托生产。自2016年1月1日起,中药提取物不得委托加工。

考点8 ★　药品召回和药品安全隐患的界定

1. 药品召回是指药品生产企业,包括进口药品的境外制药厂商,按照规定程序收回已上市销售的存在安全隐患的药品,已经确认为假药劣药的，不适用召回程序。

安全隐患是指由于研发、生产等原因可能使药品具有的危及人体健康和生命安全的不合理危险。

2. 根据药品安全隐患的严重程度，药品召回分为三级：对使用该药品可能引起严重健康危害的实施一级召回；对使用该药品可能引起暂时的或者可逆的健康危害的实施二级召回；对使用该药品一般不会引起健康危害，但由于其他原因需要收回的实施三级召回。

考点 9 ★★★ 药品生产、经营企业和使用单位有关药品召回的义务

1. 药品召回的责任主体 药品生产企业是药品召回的责任主体。进口药品的境外制药厂商与境内药品生产企业一样也是药品召回的责任主体，履行相同的义务。进口药品需要在境内进行召回的，由进口的企业负责具体实施。

2. 销售与使用单位的职责 药品经营企业、使用单位发现其经营、使用的药品存在安全隐患的，应当立即停止销售或者使用该药品，通知药品生产企业或者供货商，并向药品监督管理部门报告。药品经营企业和使用单位应当建立和保存完整的购销记录，保证销售药品的可溯源性。

在药品生产实施药品召回时，药品经营企业、

使用单位应当协助药品生产企业履行召回义务，按照召回计划的要求及时传达、反馈药品召回信息，控制和收回存在安全隐患的药品。

考点 10 ★★★ 主动召回和责令召回

1. 主动召回

（1）生产企业药品召回的时间规定：药品生产企业在作出药品召回决定后，应当制定召回计划并组织实施：一级召回在 24 小时内，二级召回在 48 小时内，三级召回在 72 小时内，通知到有关药品经营企业、使用单位停止销售和使用，同时向所在地省级药品监督管理部门报告。

药品生产企业在启动药品召回后，一级召回在 1 日内，二级召回在 3 日内，三级召回在 7 日内，应当将调查评估报告和召回计划提交给所在地省级药品监督管理部门备案。省级药品监督管理部门应当将收到一级药品召回的调查评估报告和召回计划报告国家药品监督管理部门。

药品生产企业在实施召回的过程中，一级召回每日，二级召回每 3 日，三级召回每 7 日，向所在地省级药品监督管理部门报告药品召回进展情况。

（2）药品调查评估报告：调查评估报告内容包括：①召回药品的具体情况，包括名称、批次等药品信息。②实施召回的原因。③调查评估结果。④召回分级。

(3) 召回的监管：药品生产企业对召回药品的处理应当有详细的记录，并向药品生产企业所在地省级药品监督管理部门报告。必须销毁的药品，应当在药品监督管理部门监督下销毁。

药品生产企业在召回完成后，应当对召回效果进行评价，向所在地省级药品监督管理部门提交药品召回总结报告。省级药品监督管理部门对报告进行审查，并对召回效果进行评价，必要时组织专家进行审查和评价。经过审查和评价，认为召回不彻底或者需要采取更为有效的措施的，药品监督管理部门应当要求药品生产企业重新召回或者扩大召回范围。

2. 责令召回

(1) 责令召回通知书：药品监督管理部门作出责令召回决定，应当将责令召回通知书送达药品生产企业，通知书包括以下内容：①召回药品的具体情况，包括名称、批次等基本信息。②实施召回的原因。③调查评估结果。④召回要求，包括范围和时限等。

(2) 召回的时间规定：药品生产企业被要求执行药品召回决定后，应当制定召回计划并组织实施，一级召回在24小时内，二级召回在48小时内，三级召回在72小时内，通知到有关药品经营企业、使用单位停止销售和使用，同时向所在地省级药品监督管理部门报告。

药品生产企业在启动药品召回后,一级召回在1日内,二级召回在3日内,三级召回在7日内,应当将调查评估报告和召回计划提交给所在地省级药品监督管理部门备案。省级药品监督管理部门应当将收到一级药品召回的调查评估报告和召回计划报告国家药品监督管理部门。

第五章 药品经营与使用管理

第一节 药品经营管理

考点1★★★ 药品经营（批发、零售）许可的申请和审批

1. 申领《药品经营许可证》的条件 《药品管理法》第14条规定，开办药品批发企业，须经企业所在地省、自治区、直辖市人民政府药品监督管理部门批准并发给《药品经营许可证》；开办药品零售企业，须经企业所在地县级以上地方药品监督管理部门批准并发给《药品经营许可证》。无《药品经营许可证》的，不得经营药品。《药品经营许可证》应当标明有效期和经营范围，到期重新审查发证。开办药品经营企业，应当遵循合理布局和方便群众购药的原则，必须具备以下条件：①具有依法经过资格认定的药学技术人员。②具有与所经营药品相适应的营业场所、设备、仓储设施、卫生环境。③具有与所经营药品相适应的质量管理机构或者人员。④具有保证所经营药品质量的规章制度。

（1）开办药品批发企业：开办药品批发企业，应遵循省级药品监督管理部门药品批发企业合理布局的原则。还应符合以下条件：①具有保证所经营药品质量的规章制度。②具有与经营规模相适应的一定数量的执业药师。质量管理负责人具有大学以上学历，且必须是执业药师。③具有能够保证药品储存质量要求的、与其经营品种和规模相适应的常温库、阴凉库、冷库。④具有独立的计算机管理信息系统，能覆盖企业内药品的购进、储存、销售以及经营和质量控制的全过程。⑤能全面记录企业经营管理及实施《药品经营质量管理规范》方面的信息。⑥具有符合《药品经营质量管理规范》对药品营业场所及辅助、办公用房以及仓库管理、仓库内药品质量安全保障和进出库、在库储存与养护方面的条件。

（2）开办药品零售企业：开办药品零售企业，应当符合当地常住人口数量、地域、交通状况和实际需要的要求，符合方便群众购药的原则。此外，还应当满足以下条件：①具有保证所经营药品质量的规章制度。②具有依法经过资格认定的药学技术人员。经营处方药、甲类非处方药的药品零售企业，必须配有执业药师或者其他依法经过资格认定的药学技术人员。质量负责人应有一年以上（含一年）药品经营质量管理工作经验。③具有与所经营药品相适应的营业场所、设备、仓储设施以及卫生环境。在超市等其他商业企业内设立零售药店的，必须具有独立的区域。④具有能够配备满足当地消费者所需药品的能力，并能保证 24 小时供应。

2. 申领《药品经营许可证》的程序　拟开办药品批发企业的，申办人应当向拟办企业所在地省级药品监督管理部门提出筹建申请；拟开办药品零售企业的，申办人应当向拟办企业所在地设区的市级药品监督管理机构或者省级药品监督管理部门直接设置的县级药品监督管理机构提出筹建申请。受理申请的药品监督管理部门应当自收到申请之日起 30 个工作日内，作出是否同意筹建的决定。申办人完成拟办企业筹建后，应当向原审批部门、机构申请验收，并提交规定材料。药品监督管理部门应当在规定的时限内（开办药品批发企业的：自收到申请之日起 30 个工作日内；开办药品零售企业的：自收到申请之日起 15 个工作日内），依据规定组织验收；符合条件的，发给《药品经营许可证》。

考点 2 ★★★　药品经营许可证的管理

1. 经营方式　药品经营方式分为药品批发和药品零售。

《药品流通监督管理办法》第 17 条规定："未经药品监督管理部门审核同意，药品经营企业不得改变经营方式。"

2. 经营范围 《药品流通监督管理办法》第17条规定："药品经营企业应当按照《药品经营许可证》许可的经营范围经营药品。"药品经营范围是指经药品监督管理部门核准经营药品的品种类别，分为：麻醉药品、精神药品、医疗用毒性药品；生物制品；中药材、中药饮片、中成药；化学原料药及其制剂、抗生素原料药及其制剂、生化药品。

对于从事药品零售的企业，应当先核定经营类别，确定经营处方药或非处方药、乙类非处方药的资格，并在经营范围中予以明确，再核定具体经营范围。

3. 变更与换发

（1）变更：《药品经营许可证》变更分为许可事项变更和登记事项变更。许可事项变更是指经营方式、经营范围、注册地址、仓库地址（包括增减仓库）、企业法定代表人或负责人以及质量负责人的变更。登记事项变更是指上述事项以外的其他事项的变更。

药品经营企业变更许可事项的，应当在许可事项发生变更30日前，向原发证机关申请《药品经营许可证》变更登记，原发证机关应当自收到企业申请之日起15个工作日内作出准予变更或不予变更的决定。申请人凭变更后的《药品经营许可证》到工商行政管理部门依法办理变更登记手续。企业分立、合并、改变经营方式、跨原管辖地迁移,按照规定重新办理《药品经营许可证》。

药品经营企业变更登记事项的,应在工商行政管理部门核准变更后 30 日内,向原发证机关申请变更登记。变更后的《药品经营许可证》有效期不变。

(2)换发:《药品经营许可证》有效期为 5 年。有效期届满,药品经营企业需要继续经营药品的,持证企业应当在许可证有效期届满前 6 个月,向原发证机关申请换发《药品经营许可证》。

4. 注销 有下列情形之一的,《药品经营许可证》由原发证机关注销:①《药品经营许可证》有效期届满未换证的。②药品经营企业终止经营药品或者关闭的。③《药品经营许可证》被依法撤销、撤回、吊销、收回、缴销或者宣布无效的。④不可抗力导致《药品经营许可证》的许可事项无法实施的。⑤法律、法规规定的应当注销行政许可的其他情形。

5. 缴销 企业终止经营药品或者关闭的,《药品经营许可证》由原发证机关缴销。

6. 监督检查 药品监督管理部门对《药品经营许可证》持证企业的监督检查的内容主要包括:①企业名称、经营地址、仓库地址、企业法定代表人（企业负责人）、质量负责人、经营方式、经营范围、分支机构等重要事项的执行和变动情况。②企业经营设施设备及仓储条件变动情况。③企业实施《药品经营质量管理规范》情况。④发证机关需要审查的其他有关事项。

监督检查可以采取书面检查、现场检查或者书面与现场检查相结合的方式。有下列情况之一的企业，必须进行现场检查：①上一年度新开办的企业。②上一年度检查中存在问题的企业。③因违反有关法律、法规，受到行政处罚的企业。④发证机关认为需要进行现场检查的企业。《药品经营许可证》换证工作当年，监督检查和换证审查工作可一并进行。

考点3 ★★★　药品批发的质量管理

1. 企业负责人及质量负责人　企业负责人是药品质量的主要责任人。企业质量负责人应当由高层管理人员担任，全面负责药品质量管理工作，独立履行职责，在企业内部对药品质量管理具有裁决权。

2. 质量管理部门　企业应当设立质量管理部门，有效开展质量管理工作。质量管理部门的职责不得由其他部门及人员履行。

3. 各类人员资质要求　GSP中药品批发企业各类人员的资质要求：

人员	资质要求
企业负责人	大学专科以上学历或者中级以上专业技术职称，经过基本的药学专业知识培训，熟悉有关药品管理的法律法规及本规范
企业质量负责人	大学本科以上学历、执业药师资格和3年以上药品经营质量管理工作经历，在质量管理工作中具备正确判断和保障实施的能力
企业质量管理部门负责人	执业药师资格和3年以上药品经营质量管理工作经历，能独立解决经营过程中的质量问题
质量管理工作人员	药学中专或者医学、生物、化学等相关专业大学专科以上学历或者具有药学初级以上专业技术职称
验收、养护工作人员	药学或者医学、生物、化学等相关专业中专以上学历或者具有药学初级以上专业技术职称
中药材、中药饮片	验收工作人员	中药学专业中专以上学历或者具有中药学中级以上专业技术职称
	养护工作人员	中药学专业中专以上学历或者具有中药学初级以上专业技术职称
	直接收购地产中药材验收人员	中药学中级以上专业技术职称

续表

人员	资质要求
从事疫苗配送的企业负责疫苗质量管理和验收工作人员	应当配备2名以上专业技术人员专门负责疫苗质量管理和验收工作,专业技术人员应当具有预防医学、药学、微生物或者医学等专业本科以上及中级以上专业技术职称,并具有3年以上从事疫苗管理或者技术工作经历
采购者	药学或者医学、生物、化学等相关专业中专以上学历,从事销售、储存等工作的人员应当具有高中以上文化程度

4. 质量管理体系文件 企业制定质量管理体系文件应当包括质量管理制度、部门及岗位职责、操作规程、档案、报告、记录和凭证等。

企业的质量管理制度应当包括以下内容:质量管理体系内审的规定;质量否决权的规定;质量管理文件的管理;质量信息的管理;供货单位、购货单位、供货单位销售人员及购货单位采购人员等资格审核的规定;药品采购、收货、验收、储存、养护、销售、出库、运输的管理;特殊管理的药品的规定;药品有效期的管理;不合格药品、药品销毁的管理;药品退货的管理;药品召回的管理;质量查询的管理;质量事故、质量投诉的管理;药品不良反应报告的规定;环境卫生、人员健康的规定;质量方面的教育、培训及考核的规定;设施设备保管和维护的管理;设施设备验证和校准的管理；记录和凭证的管理；计算机系统的管理；执行药品电子监管的规定等。

5.操作规程和相关记录的建立与保存 企业应当制定药品采购、收货、验收、储存、养护、销售、出库复核、运输等环节及计算机系统的操作规程。企业应当建立药品采购、验收、养护、销售、出库复核、销后退回和购进退出、运输、储运温湿度监测、不合格药品处理等相关记录，做到真实、完整、准确、有效和可追溯。

记录及凭证应当至少保存5年。

6.设施与设备 经营中药材、中药饮片的，应当有专用的库房和养护工作场所，直接收购地产中药材的应当设置中药样品室（柜）。

储存、运输冷藏和冷冻药品的企业，应当配备以下设施设备：与其经营规模和品种相适应的冷库，储存疫苗的应当配两个以上独立冷库；用于冷库温度自动监测、显示、记录、调控、报警的设备；冷库制冷设备的备用发电机组或者双回路供电系统；对有特殊低温要求的药品，应当配备符合其储存要求的设施设备；冷藏车及车载冷藏箱或者保温箱等设备。

运输药品应当使用封闭式货物运输工具。运输冷藏、冷冻药品的冷藏车及车载冷藏箱、保温箱应当符合药品运输过程中对温度控制的要求。冷藏车具有自动调控温度、显示温度、存储和读取温度监测数据的功能，冷藏箱及保温箱具有外部显示和采集箱体内温度数据的功能。

7. 校准与验证 企业应当按照国家有关规定，对计量器具、温湿度监测设备等定期进行校准或者检定。对冷库、储运温湿度监测系统以及冷藏运输等设施设备进行使用前验证、定期验证及停用时间超过规定时限的验证。

企业应当根据相关验证管理制度，形成验证控制文件，包括验证方案、报告、评价、偏差处理和预防措施等。验证应当按照预先确定和批准的方案实施，验证报告应当经过审核和批准，验证文件应当存档。

8. 采购

（1）药品采购的要求：企业的采购活动应当做到"三个确定"和"一个协议"，包括供货单位合法资格的确定、所购入药品合法性的确定、供货单位销售人员合法资格的确定以及与供货单位签订质量保证协议。

（2）首营企业与首营品种的审核：对于首营企业与品种，采购部门应当填写相关申请表格，经过质量管理部门和企业质量负责人的审核批准。

对首营企业的审核，应当查验加盖其公章原印章的以下资料，确认真实、有效：《药品生产许可证》或者《药品经营许可证》复印件；营业执照、税务登记、组织机构代码的证件复印件，以及上一年度企业年度报告公示情况；《药品生产质量管理规范》认证证书或者《药品经营质量管理规范》认证证书复印件；相关印章、随货同行单（票）样式；开户户名、开户银行及账号。

采购首营品种应当审核药品的合法性，索取加盖供货单位公章原印章的药品生产或者进口批准证明文件复印件并予以审核，审核无误的方可采购。

（3）对销售人员的审核：企业应当核实、留存供货单位销售人员以下资料：加盖供货单位公章原印章的销售人员身份证复印件；加盖供货单位公章原印章和法定代表人印章或者签名的授权书，授权书应当载明被授权人姓名、身份证号码，以及授权销售的品种、地域、期限；供货单位及供货品种相关资料。

（4）质量保证协议：企业与供货单位签订的质量保证协议至少包括以下内容：明确双方质量责任；供货单位应当提供符合规定的资料且对其真实性、有效性负责；供货单位应当按照国家规定开具发票；药品质量符合药品标准等有关要求；药品包装、标签、说明书符合有关规定；药品运输的质量保证及责任；质量保证协议的有效期限。

（5）票据管理：采购药品时，企业应当向供货单位索取发票。

（6）采购记录：采购药品应当建立采购记录。

采购记录应当有药品的通用名称、剂型、规格、生产厂商、供货单位、数量、价格、购货日期等内容，采购中药材、中药饮片的还应当标明产地。

（7）药品直调：发生灾情、疫情、突发事件或者临床紧急救治等特殊情况，以及其他符合国家有关规定的情形，企业可采用直调方式购销药品。

9. 收货与验收 企业应当按照规定的程序和要求对到货药品逐批进行收货、验收，防止不合格药品入库。冷藏、冷冻药品应当在冷库内待验。验收药品应当按照药品批号查验同批号的检验报告书。

企业应当对每次到货的药品进行逐批抽样验收，抽取的样品应当具有代表性；同一批号的药品应当至少检查一个最小包装，但生产企业有特殊质量控制要求或者打开最小包装可能影响药品质量的，可不打开最小包装；破损、污染、渗液、封条损坏等包装异常以及零货、拼箱的，应当开箱检查至最小包装；外包装及封签完整的原料药、实施批签发管理的生物制品，可不开箱检查。

验收人员应当对抽样药品的外观、包装、标签、说明书以及相关的证明文件等逐一进行检查、核对；验收结束后，应当将抽取的完好样品放回原包装箱，加封并标示。

10. 储存与养护 企业应当根据药品的质量

特性对药品进行合理储存，并符合以下要求：按包装标示的温度要求储存药品，包装上没有标示具体温度的，按照《中华人民共和国药典》规定的贮藏要求进行储存；储存药品相对湿度为35%~75%；在人工作业的库房储存药品，按质量状态实行色标管理：合格药品为绿色，不合格药品为红色，待确定药品为黄色；储存药品应当按照要求采取避光、遮光、通风、防潮、防虫、防鼠等措施；搬运和堆码药品应当严格按照外包装标示要求规范操作，堆码高度符合包装图示要求，避免损坏药品包装；药品按批号堆码，不同批号的药品不得混垛，垛间距不小于5厘米，与库房内墙、顶、温度调控设备及管道等设施间距不小于30厘米，与地面间距不小于10厘米；药品与非药品、外用药与其他药品分开存放，中药材和中药饮片分库存放；特殊管理的药品应当按照国家有关规定储存；拆除外包装的零货药品应当集中存放；储存药品的货架、托盘等设施设备应当保持清洁，无破损和杂物堆放；未经批准的人员不得进入储存作业区，储存作业区内的人员不得有影响药品质量和安全的行为；药品储存作业区内不得存放与储存管理无关的物品。

11. 出库

（1）发现以下情况不得出库，并报告质量管理部门处理：药品包装出现破损、污染、封口不牢、衬垫不实、封条损坏等问题；包装内有异常响动或者液体渗漏；标签脱落、字迹模糊不清或者标识内容与实物不符；药品已超过有效期；其他异常情况的药品。

（2）药品和直调药品的出库要求：药品出库时，应当附加盖企业药品出库专用章原印章的随货同行单（票）。

直调药品出库时，由供货单位开具两份随货同行单（票），分别发往直调企业和购货单位。随货同行单（票）的内容应当标明直调企业名称。

12. 委托运输 记录至少包括发货时间、发货地址、收货单位、收货地址、货单号、药品件数、运输方式、委托经办人、承运单位，采用车辆运输的还应当载明车牌号，并留存驾驶人员的驾驶证复印件。记录应当至少保存5年。

13. 售后管理 企业应当配备专职或者兼职人员负责售后投诉管理，对投诉的质量问题查明原因，采取有效措施及时处理和反馈，并做好记录，必要时应当通知供货单位及药品生产企业。

考点4 ★★★　药品零售的质量管理

1. 企业负责人是药品质量的主要责任人，负责企业日常管理，负责提供必要的条件，保证质量管理部门和质量管理人员有效履行职责，确保企业按照要求经营药品。

2.企业应当设置质量管理部门或者配备质量管理人员,履行以下职责:督促相关部门和岗位人员执行药品管理的法律法规及本规范;组织制定质量管理文件,并指导、监督文件的执行;负责对供货单位及其销售人员资格证明的审核;负责对所采购药品合法性的审核;负责药品的验收,指导并监督药品采购、储存、陈列、销售等环节的质量管理工作;负责药品质量查询及质量信息管理;负责药品质量投诉和质量事故的调查、处理及报告;负责对不合格药品的确认及处理;负责假劣药品的报告;负责药品不良反应的报告;开展药品质量管理教育和培训;负责计算机系统操作权限的审核、控制及质量管理基础数据的维护;负责组织计量器具的校准及检定工作;指导并监督药学服务工作等。

3.各类人员资质要求。GSP中药品零售企业各类人员的资质要求:

人员	资质要求
企业法定代表人或者企业负责人	执业药师资格;企业应当按照国家有关规定配备执业药师,负责处方审核,指导合理用药
质量管理、验收、采购人员	药学或者医学、生物、化学等相关专业学历或者具有药学专业技术职称
中药饮片质量管理、验收、采购人员	中药学中专以上学历或者具有中药学专业初级以上专业技术职称

续表

人员	资质要求
营业员	高中以上文化程度或者符合省级药品监督管理部门规定的条件
中药饮片调剂人员	中药学中专以上学历或者具备中药调剂员资格

4.企业应当制定符合企业实际的质量管理文件，包括质量管理制度、岗位职责、操作规程、档案、记录和凭证等，并对质量管理文件定期审核、及时修订。

药品零售质量管理制度应当包括以下内容：药品采购、验收、陈列、销售等环节的管理，设置库房的还应当包括储存、养护的管理；供货单位和采购品种的审核；处方药销售的管理；药品拆零的管理；特殊管理的药品和国家有专门管理要求的药品的管理；记录和凭证的管理；收集和查询质量信息的管理；质量事故、质量投诉的管理；中药饮片处方审核、调配、核对的管理；药品有效期的管理；不合格药品、药品销毁的管理；环境卫生、人员健康的规定；提供用药咨询、指导合理用药等药学服务的管理；人员培训及考核的规定；药品不良反应报告的规定；计算机系统的管理；药品追溯的规定等。

质量管理岗位、处方审核岗位的职责不得由其他岗位人员代为履行。

企业应当建立药品采购、验收、销售、陈列检查、温湿度监测、不合格药品处理等相关记录，做到真实、完整、准确、有效和可追溯。记录及相关凭证应当至少保存5年。

5. 设施与设备。

（1）经营场所设施设备：营业场所应当有以下营业设备：货架和柜台；监测、调控温度的设备；经营中药饮片的，有存放饮片和处方调配的设备；经营冷藏药品的，有专用冷藏设备；经营第二类精神药品、毒性中药品种和罂粟壳的，有符合安全规定的专用存放设备；药品拆零销售所需的调配工具、包装用品。

（2）库房设施设备：药品零售企业的仓库应当有以下设施设备：药品与地面之间有效隔离的设备；避光、通风、防潮、防虫、防鼠等设备；有效监测和调控温湿度的设备；符合储存作业要求的照明设备；验收专用场所；不合格药品专用存放场所；经营冷藏药品的，有与其经营品种及经营规模相适应的专用设备。

6. 药品陈列要求。药品的陈列应当符合以下要求：按剂型、用途以及储存要求分类陈列，并设置醒目标志，类别标签字迹清晰、放置准确；药品放置于货架（柜），摆放整齐有序，避免阳光直射；处方药、非处方药分区陈列，并有处方药、非处方药专用标识；处方药不得采用开架自选的方式陈列和销售;外用药与其他药品分开摆放;拆零销售的药品集中存放于拆零专柜或者专区;第二类精神药品、毒性中药品种和罂粟壳不得陈列;冷藏药品放置在冷藏设备中,按规定对温度进行监测和记录,并保证存放温度符合要求;中药饮片柜斗谱的书写应当正名正字;装斗前应当复核,防止错斗、串斗;应当定期清斗,防止饮片生虫、发霉、变质;不同批号的饮片装斗前应当清斗并记录;经营非药品应当设置专区,与药品区域明显隔离,并有醒目标志。

7.药品定期检查。企业应当定期对陈列、存放的药品进行检查,重点检查拆零药品和易变质、近效期、摆放时间较长的药品以及中药饮片。发现有质量疑问的药品应当及时撤柜,停止销售,由质量管理人员确认和处理,并保留相关记录。

企业应当对药品的有效期进行跟踪管理,防止近效期药品售出后可能发生的过期使用。

8.销售管理。

(1)企业及其人员的资质公示:企业应当在营业场所的显著位置悬挂《药品经营许可证》、营业执照、执业药师注册证等。营业人员应当佩戴有照片、姓名、岗位等内容的工作牌,执业药师和药学技术人员的工作牌还应当标明执业资格或者药学专业技术职称,在岗执业的执业药师应当挂牌明示。

（2）药品销售管理：**销售药品应当符合以下要求**：处方经执业药师审核后方可调配；对处方所列药品不得擅自更改或者代用，对有配伍禁忌或者超剂量的处方，应当拒绝调配，但经处方医师更正或者重新签字确认的，可以调配；调配处方后经过核对方可销售；处方审核、调配、核对人员应当在处方上签字或者盖章，并按照有关规定保存处方或者其复印件；销售近效期药品应当向顾客告知有效期；销售中药饮片做到计量准确，并告知煎服方法及注意事项；提供中药饮片代煎服务，应当符合国家有关规定。

企业销售药品应当开具销售凭证，内容包括药品名称、生产厂商、数量、价格、批号、规格等，并做好销售记录。对实施电子监管的药品，在售出时，应当进行扫码和数据上传。

（3）药品拆零销售管理：**药品拆零销售应当符合以下要求**：负责拆零销售的人员经过专门培训；拆零的工作台及工具保持清洁、卫生，防止交叉污染；做好拆零销售记录，内容包括拆零起始日期、药品的通用名称、规格、批号、生产厂商、有效期、销售数量、销售日期、分拆及复核人员等；拆零销售应当使用洁净、卫生的包装，包装上注明药品名称、规格、数量、用法、用量、批号、有效期以及药店名称等内容；**提供药品说明书原件或者复印件**；拆零销售期间，保留原包装和说明书。

9. 售后管理。

（1）药品退换：除药品质量原因外，药品一经售出，不得退换。

（2）投诉管理：企业应当在营业场所公布药品监督管理部门的监督电话，设置顾客意见簿，及时处理顾客对药品质量的投诉。

考点 5 ★★ GSP 认证与检查的基本内容和要求

省、自治区、直辖市人民政府药品监督管理部门和设区的市级药品监督管理机构负责组织药品经营企业的认证工作。《药品经营质量管理规范》认证证书的格式由国务院药品监督管理部门统一规定。

"新开办药品批发企业和药品零售企业，应当自取得《药品经营许可证》之日起 30 日内，向发给其《药品经营许可证》的药品监督管理部门或者药品监督管理机构申请《药品经营质量管理规范》认证。受理申请的药品监督管理部门或者药品监督管理机构应当自收到申请之日起 3 个月内，按照国务院药品监督管理部门的规定，组织对申请认证的药品批发企业或者药品零售企业是否符合《药品经营质量管理规范》进行认证；认证合格的，发给认证证书。"

药品监督管理部门应在企业认证合格后 24 个

月内,组织对其认证的药品经营企业进行一次跟踪检查。

考点6 ★★★ 购销药品应遵守的规定和要求

《药品管理法》第17条规定:"药品经营企业购进药品,必须建立并执行进货检查验收制度,验明药品合格证明和其他标识;不符合规定要求的,不得购进。"第20条规定:"药品经营企业必须制定和执行药品保管制度,采取必要的冷藏、防冻、防潮、防虫、防鼠等措施,保证药品质量;药品入库和出库必须执行检查制度。"

《药品管理法》第19条规定:"药品经营企业销售药品必须准确无误,并正确说明用法、用量和注意事项;调配处方必须经过核对,对处方所列药品不得擅自更改或者代用。对有配伍禁忌或者超剂量的处方,应当拒绝调配;必要时,经处方医师更正或者重新签字,方可调配。药品经营企业销售中药材,必须标明产地。"

《药品管理法》第21条规定:"城乡集市贸易市场可以出售中药材,国务院另有规定的除外。城乡集市贸易市场不得出售中药材以外的药品,但持有《药品经营许可证》的药品零售企业在规定的范围内可以在城乡集市贸易市场设点出售中药材以外的药品。"

考点 7 ★★　购销记录、销售凭证的管理

《药品管理法》第 18 条规定:"药品经营企业购销药品,必须有真实完整的购销记录。购销记录必须注明药品的通用名称、剂型、规格、批号、有效期、生产厂商、购(销)货单位、购(销)货数量、购销价格、购(销)货日期及国务院药品监督管理部门规定的其他内容。"

药品生产企业、药品批发企业销售药品时,应当开具标明供货单位名称、药品名称、生产厂商、批号、数量、价格等内容的销售凭证。

药品生产、经营企业采购药品时,应索取、查验、留存供货企业有关证件、资料,索取、留存销售凭证。资料和销售凭证,应当保存。按照 GSP 规定,记录和凭证应当至少保存 5 年。

考点 8 ★★　购销人员的管理

药品生产、经营企业应当对其销售人员的药品购销行为负责,对其销售人员或设立的办事机构以本企业名义从事的药品购销行为承担法律责任。

药品生产企业、药品批发企业销售药品时,应当提供下列资料:加盖本企业原印章的《药品生产许可证》或《药品经营许可证》和营业执照的复印件;加盖本企业原印章的所销售药品的批

准证明文件复印件；销售进口药品的，按照国家有关规定提供相关明文件。药品生产企业、药品批发企业派出销售人员销售药品的，还应当提供加盖本企业原印章的授权书复印件。授权书原件应当载明授权销售的品种、地域、期限，注明销售人员的身份证号码，并加盖本企业原印章和企业法定代表人印章（或者签名）。销售人员应当出示授权书原件及本人身份证原件，供药品采购方核实。

考点9 ★★★　药品生产、经营企业的禁止性经营活动

药品生产、经营企业不得在经药品监督管理部门核准的地址以外的场所储存或者现货销售药品；药品生产企业只能销售本企业生产的药品，不得销售本企业受委托生产的或者他人生产的药品；药品生产、经营企业知道或者应当知道他人从事无证生产、经营药品行为的，不得为其提供药品；药品生产、经营企业不得为他人以本企业的名义经营药品提供场所，或者资质证明文件，或者票据等便利条件；药品生产、经营企业不得以展示会、博览会、交易会、订货会、产品宣传会等方式现货销售药品；药品经营企业不得购进和销售医疗机构配制的制剂；未经药品监督管理部门审核同意，药品经营企业不得改变经营方式，应当按照许可的经营范围经营药品;药品生产、经营企业不得以搭售、买药品赠药品、买商品赠药品等方式向公众赠送处方药或者甲类非处方药;药品生产、经营企业不得采用邮售、互联网交易等方式直接向公众销售处方药;禁止非法收购药品等。

考点10 ★★★ 从事互联网药品信息服务的资格申请与审批、监督管理

互联网药品信息服务分为经营性和非经营性两类。

申请提供互联网药品信息服务,向网站主办单位所在地省级药品监督管理部门提出申请并提交相应材料;同意的,由省级药品监督管理部门核发《互联网药品信息服务资格证书》,同时报国家药品监督管理总局备案并发布公告。

《互联网药品信息服务资格证书》有效期为5年。有效期届满,需要继续提供互联网药品信息服务的,持证单位应当在有效期届满前6个月内,向原发证机关申请换发《互联网药品信息服务资格证书》。

提供互联网药品信息服务的网站,应当在其网站主页显著位置标注《互联网药品信息服务资格证书》的证书编号。不得发布麻醉药品、精神药品、医疗用毒性药品、放射性药品、戒毒药品

和医疗机构制剂的产品信息；提供互联网药品信息服务的网站发布的药品（含医疗器械）广告，必须经过药品监督管理部门审查批准；提供互联网药品信息服务的网站发布的药品（含医疗器械）广告要注明广告审查批准文号。

考点 11 ★★　互联网药品交易服务的类型

互联网药品交易服务分为三类：第一类是为药品生产企业、药品经营企业和医疗机构之间的互联网药品交易提供的服务；第二类为药品生产企业、药品批发企业通过自身网站与本企业成员之外的其他企业进行的互联网药品交易；第三类为向个人消费者提供的互联网药品交易服务。

考点 12 ★★　从事互联网药品交易服务的主体资格、申请与审批、监督管理

	提供互联网药品交易的服务主体应具备的条件
共性	提供互联网药品交易服务的网站已获得从事互联网药品信息服务的资格
	具有健全的网络与交易安全保障措施以及完整的管理制度
	具有完整保存交易记录的能力、设施和设备
	具备网上咨询、网上查询、生成订单、电子合同、网上支付等交易服务功能

续表

	提供互联网药品交易的服务主体应具备的条件
第一类	依法设立的企业法人
	拥有与开展业务相适应的场所、设施、设备,并具备自我管理和维护的能力
	具有保证上网交易资料和信息的合法性、真实性的完善的管理制度、设备与技术措施
	具有保证网络正常运营和日常维护的计算机专业技术人员,具有健全的企业内部管理机构和技术保障机构
	具有药学或者相关专业本科学历,熟悉药品、医疗器械相关法规的专职专业人员组成的审核部门负责网上交易的审查工作
第二类	具有与开展业务相适应的场所、设施、设备,并具备自我管理和维护的能力
	具有保证上网交易资料和信息的合法性、真实性的完善的管理制度、设备与技术措施
第三类	依法设立的药品连锁零售企业
	对上网交易的品种有完整的管理制度与措施
	具有与上网交易的品种相适应的药品配送系统
	具有执业药师负责网上实时咨询,并具有保存完整咨询内容的设施、设备及相关管理制度
	从事医疗器械交易服务,应当配备拥有医疗器械相关专业学历、熟悉医疗器械相关法规的专职专业人员

严格审核参与互联网药品交易的药品生产企业、药品经营企业、医疗机构从事药品交易的资格及其交易药品的合法性。对首次上网交易的药品生产企业、药品经营企业、医疗机构以及药品,

提供互联网药品交易服务的企业必须索取、审核交易各方的资格证明文件和药品批准证明文件并进行备案。

通过自身网站与本企业成员之外的其他企业进行互联网药品交易的药品生产企业和药品批发企业只能交易本企业生产或者本企业经营的药品，不得利用自身网站提供其他互联网药品交易服务；向个人消费者提供互联网药品交易服务的企业只能在网上销售本企业经营的非处方药，不得向其他企业或者医疗机构销售药品。

在互联网上进行药品交易的药品生产企业、药品经营企业和医疗机构必须通过经药品监督管理部门和电信业务主管部门审核同意的互联网药品交易服务企业进行交易。参与互联网药品交易的医疗机构只能购买药品，不得上网销售药品。此外，还应明确药品生产、经营企业、医疗机构不得采用邮售、互联网交易等方式直接向公众销售处方药。

第二节　药品使用管理

考点1★　医疗机构药事管理主要内容

《医疗机构药事管理规定》第2条规定："医疗机构药事管理，是指医疗机构以病人为中心，以临床药学为基础,对临床用药全过程进行有效的组织实施与管理,促进临床科学、合理用药的药学技术服务和相关的药品管理工作。"

随着我国药学事业的不断发展,医院药事管理的重心由面向物逐步转移为面向病人,即以患者为中心,保证病患用药安全、有效、合理的系统药事管理。

考点2 ★★★ 药事管理组织和药学部门

1. 药事管理与药物治疗学委员会(组) 二级以上医院应当设立药事管理与药物治疗学委员会,其他医疗机构应当成立药事管理与药物治疗学组。

药事管理与药物治疗学委员会委员由具有高级技术职务任职资格的药学、临床医学、护理和医院感染管理、医疗行政管理等人员组成;药事管理与药物治疗学组由药学、医务、护理、医院感染、临床科室等部门负责人和具有药师、医师以上专业技术职务任职资格人员组成。

药事管理与药物治疗学委员会(组)其职责包括:贯彻执行医疗卫生及药事管理等有关法律、法规、规章。审核制定本机构药事管理和药学工作规章制度,并监督实施;制定本机构药品处方集和基本用药供应目录;推动药物治疗相关临床诊疗指南和药物临床应用指导原则的制定与实施,监测、评估本机构药物使用情况,提出干预和改进措施，指导临床合理用药；分析、评估用药风险和药品不良反应、药品损害事件，并提供咨询与指导；建立药品遴选制度，审核本机构临床科室申请的新购入药品、调整药品品种或者供应企业和申报医院制剂等事宜；监督、指导麻醉药品、精神药品、医疗用毒性药品及放射性药品的临床使用与规范化管理；对医务人员进行有关药事管理法律法规、规章制度和合理用药知识教育培训；向公众宣传安全用药知识等。

2. 药学部门　三级医院设置药学部，并可根据实际情况设置二级科室；二级医院设置药剂科；其他医疗机构设置药房。

医疗机构药学专业技术人员不得少于本机构卫生专业技术人员的8%。

二级综合医院药剂科药学人员中具有高等医药院校临床药学专业或者药学专业全日制本科毕业以上学历的，应当不低于药学专业技术人员总数的20%，药学专业技术人员中具有副高级以上药学专业技术职务任职资格的应当不低于6%。

三级综合医院药学部药学人员中具有高等医药院校临床药学专业或者药学专业全日制本科毕业以上学历的，应当不低于药学专业技术人员的30%，药学专业技术人员中具有副高级以上药学专业技术职务任职资格的，应当不低于13%，教学医院应当不低于15%。

第五章　药品经营与使用管理

二级以上医院药学部门负责人应当具有高等学校药学专业或者临床药学专业**本科以上学历及本专业高级技术职务任职资格**；除诊所、卫生所、医务室、卫生保健所、卫生站以外的其他医疗机构药学部门负责人应当具有高等学校药学专业专科以上或者中等学校药学专业毕业学历及药师以上专业技术职务任职资格。

医院药师的工作职责包括：负责药品采购供应、处方或者用药医嘱审核、药品调剂、静脉用药集中调配和医院制剂配制，指导病房（区）护士请领、使用与管理药品；参与临床药物治疗，进行个体化药物治疗方案的设计与实施，开展药学查房，为患者提供药学专业技术服务；参加查房、会诊、病例讨论和疑难、危重患者的医疗救治，协同医师做好药物使用遴选，对临床药物治疗提出意见或调整建议，与医师共同对药物治疗负责；开展抗菌药物临床应用监测，实施处方点评与超常预警，促进药物合理使用；开展药品质量监测，药品严重不良反应和药品损害的收集、整理、报告等工作；掌握与临床用药相关的药物信息，提供用药信息与药学咨询服务，向公众宣传合理用药知识；结合临床药物治疗实践，进行药学临床应用研究；开展药物利用评价和药物临床应用研究；参与新药临床试验和新药上市后安全性与有效性监测等。

考点3 ★★ 药品采购管理规定

1. 个人设置的门诊部、诊所等医疗机构不得配备常用药品和急救药品以外的其他药品。

医疗机构临床使用的药品应当由药学部门统一采购供应。经药事管理与药物治疗学委员会（组）审核同意，核医学科可以购用、调剂本专业所需的放射性药品。

2. 医疗机构应当按照经药品监督管理部门批准并公布的药品通用名称购进药品。同一通用名称药品的品种，注射剂型和口服剂型各不得超过2种，处方组成类同的复方制剂1～2种。因特殊诊疗需要使用其他剂型和剂量规格药品的情况除外。即按照规定，医院除特殊情况外，每一个通用名药品品牌不能超过两个，只允许同一药品两种规格的存在。对于医疗机构采购品种的限制，称之为"一品两规"。

3. 我国医疗机构药品的采购方式中最常用的是药品集中采购。

国家卫生健康委发布《关于落实完善公立医院药品集中采购工作指导意见的通知》中规定：

（1）合理确定药品采购范围和采购量：医院要按照不低于上年度药品实际使用量的80%制定采购计划，具体到通用名、剂型和规格，每种药品采购的剂型原则上不超过3种，每种剂型对应的规格原则上不超过 2 种。

（2）实行药品分类采购

1）招标采购药品：临床用量大、采购金额高、多家企业生产的基本药物和非专利药品，发挥省级集中批量采购优势，由省级药品采购机构采取双信封制公开招标采购，医院作为采购主体，按中标价格采购药品。对于只有 1 家或 2 家企业投标的品规，可组织专门议价。

2）谈判采购的药品：对部分专利药品、独家生产药品，建立公开透明、多方参与的价格谈判机制。医院按谈判结果采购药品。

3）直接挂网采购药品：包括妇儿专科非专利药品、急（抢）救药品、基础输液、临床用量小的药品和常用低价药品以及暂不列入招标采购的药品，实行集中挂网，由医院直接采购。

4）国家定点生产的药品：对临床必需、用量小、市场供应短缺的药品，由国家招标定点生产、议价采购。

5）仍按现行规定采购的药品：麻醉药品和第一类精神药品、防治传染病和寄生虫病的免费用药、国家免疫规划疫苗、计划生育药品及中药饮片。麻醉药品和第一类精神药品仍暂时实行最高出厂价格和最高零售价格管理。

医院使用的所有药品（不含中药饮片）均应通过省级药品集中采购平台采购。采购周期原则上一年一次。

（3）改进药款结算方式。

（4）完善药品配送管理：药品可由中标生产企业直接配送或委托有配送能力的药品经营企业配送到指定医院。鼓励县乡一体化配送，重点保障偏远、交通不便地区的药品供应。

（5）加强药品购销合同管理。

（6）规范医院药品使用管理。

4.基层医疗卫生机构药品配备使用管理。首先，政府办的基层医疗卫生机构全部配备和使用基本药物。推进村卫生室实施基本药物制度，采取购买服务的方式将非政府办基层医疗卫生机构纳入基本药物制度实施范围，鼓励县级公立医院和城市公立医院优先使用基本药物，逐步实现各级各类医疗机构全面配备并优化升级使用基本药物。其次，要严格控制和规范药品补增。再者，加强基层药品配送监管。最后，加强基层药品合理使用管理。

5.医疗机构儿童用药配备使用。儿童用药应当满足不同年龄层次患儿需求，属于因特殊诊疗需要使用其他剂型和剂量规格药品的情况，各医疗机构要放宽对儿童适宜品种、剂型、规格的配备限制。对妇儿专科非专利药品等暂不列入招标采购的药品，各地可参照国家卫生健康委委托行业协会、学术团体公布的妇儿专科非专利药品遴选原则和示范药品,合理确定本地区药品的范围和具体剂型、规格,直接挂网采购。

6.急(抢)救药品采购供应。各省(区、市)卫生健康行政部门、中医药管理部门按照急(抢)救必需、安全有效、中西药并重、个人和医保可承受等原则,合理确定本省(区、市)各级医疗机构的急(抢)救药品遴选标准和范围,实行动态管理。各省(区、市)药品集中采购管理机构将本省(区、市)确定的急(抢)救药品直接挂网采购。基层医疗卫生机构需要的急(抢)救药品委托省级药品采购机构集中议价采购。

考点4 ★ 药品进货检查验收制度和购进(验收)记录管理

按规定对留存的资料和销售凭证等,应当保存至超过药品有效期1年,但不得少于3年。

《关于在公立医疗机构药品采购中推行"两票制"的实施意见(试行)》中规定,公立医疗机构在药品验收入库时,必须验明票、货、帐三者一致方可入库、使用,不仅要向配送药品的流通企业索要、验证发票,还应当要求流通企业出具加盖印章的由生产企业提供的进货发票复印件,两张发票的药品流通企业名称、药品批号等相关内容互相印证,且作为公立医疗机构支付药品货款凭证,纳入财务档案管理。每个药品品种的进货发票复印件至少提供一次。鼓励有条件的地区使用电子发票,通过信息化手段验证"两票制"。

医疗机构购进药品,必须有真实、完整的药品购进(验收)记录。药品购进记录必须注明药品的通用名称、剂型、规格、批号、有效期、生产厂商、供货单位、购货数量、购进价格、购货日期以及国务院药品监督管理部门规定的其他内容。药品购进记录必须保存至超过药品有效期1年,但不得少于3年。

考点5 ★ 药品库存管理和保管、养护规定

药品的存放应当符合药品说明书标明的条件。医疗机构需要在急诊室、病区护士站等场所临时存放药品的,应当配备符合药品存放条件的专柜。

医疗机构应当建立药品效期管理制度。药品发放应当遵循"近效期先出"的原则。

医疗机构储存药品,应当按照药品属性和类别分库、分区、分垛存放,并实行色标管理。药品与非药品分开存放;化学药品、生物制品、中药材、中药饮片、中成药应当分别储存,分类定位存放;过期、变质、被污染等药品应当放置在不合格库(区);易燃、易爆、强腐蚀性等危险性药品应当另设仓库单独储存,并设置必要的安全设施,制定相关的工作制度和应急预案。

麻醉药品、精神药品、医疗用毒性药品、放

射性药品等特殊管理的药品,应当专库或专柜存放。

考点 6 ★★★ 处方和处方管理

1. 处方是指由注册的执业医师和执业助理医师(以下简称医师)在诊疗活动中为患者开具的、由取得药学专业技术职务任职资格的药学专业技术人员(以下简称药师)审核、调配、核对,并作为患者用药凭证的医疗文书。处方包括医疗机构病区用药医嘱单。

医院中涉及的处方主要有两类。

法定处方:主要指《中国药典》等国家药品标准收载的处方,具有法律约束力。

医师处方:指医师为患者诊断、治疗和预防用药所开具的处方。

2. 按照卫生部统一规定的处方标准,处方由前记、正文和后记三部分组成。

(1)前记:包括医疗机构名称、患者姓名、性别、年龄、门诊或住院病历号、科别或病区和床位号、临床诊断、开具日期等,可添列特殊要求的项目。麻醉药品和第一类精神药品处方还应当包括患者身份证明编号,代办人姓名、身份证明编号。

(2)正文:以 Rp 或 R(拉丁文 Recipe "请取"的缩写)标示,分列药品名称、剂型、规格、数量、用法用量。此部分是处方的核心内容，直接关系到病人用药的安全有效。

（3）后记：医师签名或者加盖专用签章，药品金额以及审核、调配，核对、发药药师签名或者加盖专用签章。

3.普通处方的印刷用纸为白色；急诊处方印刷用纸为淡黄色，右上角标注"急诊"；儿科处方印刷用纸为淡绿色，右上角标注"儿科"；麻醉药品和第一类精神药品处方印刷用纸为淡红色，右上角标注"麻、精一"；第二类精神药品处方印刷用纸为白色，右上角标注"精二"。

4.处方书写应当符合的规则列举如下：患者一般情况、临床诊断填写清晰、完整，并与病历记载相一致；每张处方限于一名患者的用药。字迹清楚，不得涂改；如需修改，应当在修改处签名并注明修改日期；药品名称应当使用规范的中文名称书写，没有中文名称的可以使用规范的英文名称书写；医疗机构或者医师、药师不得自行编制药品缩写名称或者使用代号；书写药品名称、剂量、规格、用法、用量要准确规范，药品用法可用规范的中文、英文、拉丁文或者缩写体书写，但不得使用"遵医嘱""自用"等含糊不清字句；药品用法用量应当按照药品说明书规定的常规用法用量使用，特殊情况需要超剂量使用时，应当注明原因并再次签名；处方医师的签名式样和专用签章应当与院内药学部门留样备查的式样相一致,不得任意改动,否则应当重新登记留样备案。

5.处方权的获得。

(1)经注册的执业医师在执业地点取得相应的处方权。经注册的执业助理医师在乡、民族乡、镇、村的医疗机构独立从事一般的执业活动,可以在注册的执业地点取得相应的处方权。经注册的执业助理医师在医疗机构开具的处方,应当经所在执业地点执业医师签名或加盖专用签章后方有效。试用期人员开具处方,应当经所在医疗机构有处方权的执业医师审核、并签名或加盖专用签章后方有效。

医师应当在注册的医疗机构签名留样或者专用签章备案后,方可开具处方。

(2)医疗机构应当对本机构执业医师和药师进行麻醉药品和精神药品使用知识和规范化管理的培训。执业医师经考核合格后取得麻醉药品和第一类精神药品的处方权,可在本机构开具麻醉药品和第一类精神药品处方,但不得为自己开具该类药品处方。药师经考核合格后取得麻醉药品和第一类精神药品调剂资格,方可在本机构调剂该类药品。

考点7 ★★★　处方开具、调剂和审核

1.医师开具处方应当使用经药品监督管理部

门批准并公布的药品通用名称、新活性化合物的专利药品名称和复方制剂药品名称；医师开具院内制剂处方时应当使用经省级卫生行政部门审核、药品监督管理部门批准的名称；医师可以使用由卫生部公布的药品习惯名称开具处方。

2. 处方限量。处方一般不得超过 7 日用量；急诊处方一般不得超过 3 日用量；对于某些慢性病、老年病或特殊情况，处方用量可适当延长，但医师应当注明理由。麻醉药品、精神药品、医疗用毒性药品、放射性药品的处方用量应当严格按照国家有关规定执行。

为门（急）诊一般患者开具的麻醉药品注射剂，每张处方为一次常用量；控缓释制剂，每张处方不得超过 7 日常用量；其他剂型，每张处方不得超过 3 日常用量。第一类精神药品处方限量同麻醉药品；哌醋甲酯用于治疗儿童多动症时，每张处方不得超过 15 日常用量；第二类精神药品一般每张处方不得超过 7 日常用量；对于慢性病或某些特殊情况的患者，处方用量可以适当延长，医师应当注明理由。

为门（急）诊癌症疼痛患者和中、重度慢性疼痛患者开具的麻醉药品、第一类精神药品注射剂，每张处方不得超过 3 日常用量；控缓释制剂，每张处方不得超过 15 日常用量；其他剂型，每张处方不得超过 7 日常用量。

为住院患者开具的麻醉药品和第一类精神药品处方应当逐日开具,每张处方为 1 日常用量。

对于需要特别加强管制的麻醉药品,盐酸二氢埃托啡处方为一次常用量,仅限于二级以上医院内使用;盐酸哌替啶处方为一次常用量,仅限于医疗机构内使用。

患者类型	麻醉药品、第一类精神药品注射剂	麻醉药品、第一类精神药品其他剂型	麻醉药品、第一类精神药品控缓释制剂	第二类精神药品
门(急)诊一般患者	一次常用量	不得超过3日常用量	不得超过7日常用量	不得超过7日常用量
门(急)诊癌症疼痛患者和中、重度慢性疼痛患者	不得超过3日常用量	不得超过7日常用量	不得超过15日常用量	
住院患者	逐日开具,每张处方为 1 日常用量			

3. 处方开具当日有效。特殊情况下需延长有效期的,由开具处方的医师注明有效期限,最长不得超过 3 天。

4. 医疗机构审核和调配处方的药剂人员必须是依法经资格认定的药学技术人员。取得药学专业技术职务任职资格的人员方可从事处方调剂工作。具有药师以上专业技术职务任职资格的人员负责处方审核、评估、核对、发药以及安全用药指导；药士从事处方调配工作。

在处方调剂中，由药剂人员完成的主要技术环节包括以下6个方面：①收方。②审查处方。③调配处方。④包装与贴标签。⑤核对处方。⑥发药与指导用药。

药师应当凭医师处方调剂处方药品，非经医师处方不得调剂。药师在完成处方调剂后，应当在处方上签名或者加盖专用签章。除药品质量原因外，药品一经发出，不得退换。

5. 药师是处方审核工作的第一责任人。药师应当对处方各项内容进行逐一审核。处方审核内容包括合法性审核、规范性审核和适宜性审核。

（1）合法性审核包括：①处方开具人是否根据《执业医师法》取得医师资格，并执业注册。②处方开具时，处方医师是否根据《处方管理办法》在执业地点取得处方权。③麻醉药品、第一类精神药品、医疗用毒性药品、放射性药品、抗菌药物等药品处方，是否由具有相应处方权的医师开具。

（2）规范性审核包括：①处方是否符合规定的标准和格式，处方医师签名或加盖的专用签章有无备案，电子处方是否有处方医师的电子签名。②处方前记、正文和后记是否符合《处方管理办法》等有关规定,文字是否正确、清晰、完整。③条目是否规范。

(3)**适宜性审核包括**:①西药及中成药处方,应当审核以下项目:处方用药与诊断是否相符;规定必须做皮试的药品,是否注明过敏试验及结果的判定;处方剂量、用法是否正确,单次处方总量是否符合规定;选用剂型与给药途径是否适宜;是否有重复给药和相互作用情况,包括西药、中成药、中成药与西药、中成药与中药饮片之间是否存在重复给药和有临床意义的相互作用;是否存在配伍禁忌;是否有用药禁忌等。②中药饮片处方,应当审核以下项目:中药饮片处方用药与中医诊断(病名和证型)是否相符;饮片的名称、炮制品选用是否正确,煎法、用法、脚注等是否完整、准确;毒、麻、贵、细饮片是否按规定开具处方;特殊人群如儿童、老年人、孕妇及哺乳期妇女、脏器功能不全患者用药是否有禁忌使用的药物等。

(4)"四查十对"原则:查处方,对科别、姓名、年龄;查药品,对药名、剂型、规格、数量;查配伍禁忌,对药品性状、用法用量;查用药合理性,对临床诊断。

6.除麻醉药品、精神药品、医疗用毒性药品和儿科处方外,医疗机构不得限制门诊就诊人员持处方到药品零售企业购药(注:《国务院办公厅关于进一步改革完善药品生产流通使用政策的若干意见》规定，门诊患者可以自主选择在医疗结构或零售药店购药，医疗结构不得限制门诊患者凭处方到零售药店购药）。

考点8 ★★ 处方点评制度

1. 处方点评是根据相关法规、技术规范，对处方书写的规范性及药物临床使用的适宜性（用药适应症、药物选择、给药途径、用法用量、药物相互作用、配伍禁忌等）进行评价，发现存在或潜在的问题，制定并实施干预和改进措施，促进临床药物合理应用的过程。

2. 医院药学部门成立处方点评工作小组，负责处方点评的具体工作。处方点评工作小组成员应当具备以下条件：①具有较丰富的临床用药经验和合理用药知识。②具备相应的专业技术任职资格：二级及以上医院处方点评工作小组成员应当具有中级以上药学专业技术职务任职资格，其他医院处方点评工作小组成员应当具有药师以上药学专业技术职务任职资格。

3. 门急诊处方的抽样率不应少于总处方量的1‰，且每月点评处方绝对数不应少于100张；病房（区）医嘱单的抽样率（按出院病历数计）不应少于1%，且每月点评出院病历绝对数不应少于30份。

三级以上医院应当逐步建立健全专项处方点评制度。专项处方点评是对特定的药物或特定疾病的药物（如国家基本药物、血液制品、中药注射剂、肠外营养制剂、抗菌药物、辅助治疗药物、激素等临床使用及超说明书用药、肿瘤患者和围手术期用药等）使用情况进行的处方点评。

4.处方点评结果分为合理处方和不合理处方两种，其中，不合理处方包括不规范处方、用药不适宜处方、超常处方。

考点 9 ★★　不得从事处方调剂工作的规定

未取得药学专业技术职务任职资格的人员不得从事处方调剂工作。

考点 10 ★★★　处方保存期限及销毁程序

处方由调剂处方药品的医疗机构妥善保存。普通处方、急诊处方、儿科处方保存期限为 1 年，医疗用毒性药品、第二类精神药品处方保存期限为 2 年，麻醉药品和第一类精神药品处方保存期限为 3 年。处方保存期满后，经医疗机构主要负责人批准、登记备案，方可销毁。一般来说，处方销毁申请由处方保管人向药剂科主任提出，药剂科主任填写医院《处方销毁申请表》，报医务处、业务主管院长审批，由药剂科与医务处执行销毁。处方在销毁时，必须由两位药学专业技术人员核对销毁，并建立销毁记录，销毁后要及时做好销毁登记，监销人要进行双签字。

考点 11 ★　麻醉药品、精神药品专册登记的规定

医疗机构按照麻醉药品和精神药品品种、规格对其消耗量进行专册登记，登记内容包括发药日期、患者姓名、用药数量。专册保存期限为3年。

考点 12 ★★　医疗机构制剂与许可证管理

1. 医疗机构制剂，是指医疗机构根据本单位临床需要经批准而配制、自用的固定处方制剂。医疗机构配制的制剂，应当是市场上没有供应的品种。医院自用为主。不得在市场上销售或者变相销售，不得发布医疗机构制剂广告。

2. 医疗机构配制制剂，须经所在地省级人民政府卫生行政部门审核同意，由省级药品监督管理部门批准，验收合格的，发给《医疗机构制剂许可证》。无《医疗机构制剂许可证》的，不得配制制剂。由（食品）药品监督管理部门核准的许可事项为：制剂室负责人、配制地址、配制范围、有效期限。

3. 《医疗机构制剂许可证》变更分为许可事项变更和登记事项变更。许可事项变更是指制剂室负责人、配制地址、配制范围的变更；登记事

项变更是指医疗机构名称、医疗机构类别、法定代表人、注册地址等事项的变更。

医疗机构变更《医疗机构制剂许可证》许可事项的，在许可事项发生变更前 30 日，向原审核、批准机关申请变更登记。医疗机构变更登记事项的，应当在有关部门核准变更后 30 日内，向原发证机关申请《医疗机构制剂许可证》变更登记。

4.《医疗机构制剂许可证》应当标明有效期，有效期为 5 年，到期重新审查发证。有效期届满，需要继续配制制剂的，医疗机构应当在许可证有效期届满前 6 个月，向所在地省级药品监督管理部门提出换证申请。

考点 13 ★★★ 医疗机构自配制剂注册和品种范围

1. 获得《医疗机构制剂许可证》的医疗机构，如果要进行某种制剂的配制，还必须报送有关资料和样品，经所在地省级药品监督管理部门批准，发给制剂批准文号后，方可配制。医疗机构配制制剂，应当严格执行经批准的质量标准，并不得擅自变更工艺、处方、配制地点和委托配制单位。

新出台的《中医药法》规定，医疗机构配置中药制剂，应当依照《中华人民共和国药品管理法》的规定取得医疗机构制剂许可证，或者委托取得药品生产许可证的药品生产企业、取得医疗机构制剂许可证的其他医疗机构配制中药制剂。委托配制中药制剂,应当向委托方所在地省、自治区、直辖市人民政府药品监督管理部门备案。

医疗机构配制的中药制剂品种,应当依法取得制剂批准文号。但是,仅应用传统工艺配制的中药制剂品种,向医疗机构所在地省、自治区、直辖市人民政府药品监督管理部门备案后即可配制,不需要取得制剂批准文号。

2.医疗机构配制的制剂,应当是**本单位临床需要而市场上没有供应**的品种。

有下列情形之一的,不得作为医疗机构制剂申报:市场上已有供应的品种;含有未经国家药品监督管理总局批准的活性成分的品种;除变态反应原外的生物制品;中药注射剂;中药、化学药组成的复方制剂;医疗用毒性药品、放射性药品;其他不符合国家有关规定的制剂。

《麻醉药品和精神药品管理条例》第43条规定,对临床需要而市场无供应的麻醉药品和精神药品,持有医疗机构制剂许可证和印鉴卡的医疗机构需要配制制剂的,应当经所在地省、自治区、直辖市人民政府药品监督管理部门批准。

考点14 ★★ 医疗机构制剂注册制度及批准文号格式

医疗机构制剂批准文号的有效期为3年。有

效期届满需要继续配制的,申请人应当在有效期届满前3个月按照原申请配制程序提出再注册申请,报送有关资料。

医疗机构制剂的批准文号格式为:X药制字H(Z)+4位年号+4位流水号。其中,X——省、自治区、直辖市简称,H——化学制剂,Z——中药制剂。

考点 15 ★★★ 医疗机构制剂的调剂使用

医疗机构制剂一般只能是本医院自用,不得调剂使用。在特殊情况下,经国务院或者省级药品监督管理部门批准,医疗机构配制的制剂可以在规定的期限内、在指定的医疗机构之间调剂使用,其中的"特殊情况"是指:发生灾情、疫情、突发事件或者临床急需而市场没有供应时。在省内进行调剂是由省级药品监督管理部门批准;在各省之间进行调剂或者国务院药品监督管理部门规定的特殊制剂的调剂必须经国务院药品监督管理局批准。医疗机构制剂的调剂使用,不得超出规定的期限、数量和范围。

考点 16 ★★ 药物临床应用管理的具体规定

1. 医疗机构应当遵循安全、有效、经济的合理用药原则,尊重患者对药品使用的知情权和隐私权。

2. 医疗机构应当建立由医师、临床药师和护士组成的临床治疗团队，开展临床合理用药工作，其中临床药师应当全职参与临床药物治疗工作，对患者进行用药教育，指导患者安全用药。三级医院临床药师不少于5名，二级医院临床药师不少于3名。临床药师应当具有高等学校临床药学专业或者药学专业本科毕业以上学历，并应当经过规范化培训。

3. 医疗机构应当遵循有关药物临床应用指导原则、临床路径、临床诊疗指南和药品说明书等合理使用药物；对医师处方、用药医嘱的适宜性进行审核。

4. 医疗机构应当建立临床用药监测、评价和超常预警制度，对药物临床使用安全性、有效性和经济性进行监测、分析、评估，实施处方和用药医嘱点评与干预。

5. 医疗机构应当建立药品不良反应、用药错误和药品损害事件监测报告制度。

考点 17 ★★ 抗菌药物分级管理

《抗菌药物临床应用管理办法》所称抗菌药物是指治疗细菌、支原体、衣原体、立克次体、螺旋体、真菌等病原微生物所致感染性疾病病原的药物，不包括治疗结核病、寄生虫病和各种病毒所致感染性疾病的药物以及具有抗菌作用的中药制剂。

抗菌药物临床应用应当遵循安全、有效、经济的原则。抗菌药物临床应用实行分级管理。根据安全性、疗效、细菌耐药性、价格等因素，划分为三级：

（1）非限制使用级：经长期临床应用证明安全、有效，对细菌耐药性影响较小，价格相对较低的抗菌药物。

（2）限制使用级：经长期临床应用证明安全、有效，对细菌耐药性影响较大，或者价格相对较高的抗菌药物。

（3）特殊使用级：主要包括以下几类：具有明显或者严重不良反应，不宜随意使用的抗菌药物；需要严格控制使用，避免细菌过快产生耐药的抗菌药物；疗效、安全性方面的临床资料较少的抗菌药物；价格昂贵的抗菌药物。

考点18 ★★★ 抗菌药物的购进、使用及定期评估

1. 医疗机构应当按照省级卫生行政部门制定的抗菌药物分级管理目录，制定本机构抗菌药物供应目录，并向核发其《医疗机构执业许可证》的卫生行政部门备案。医疗机构抗菌药物供应目录包括采购抗菌药物的品种、品规。未经备案的抗菌药物品种、品规，医疗机构不得采购。医疗

机构应当严格控制本机构抗菌药物供应目录的品种数量。同一通用名称抗菌药物品种，注射剂型和口服剂型各不得超过2种。具有相似或者相同药理学特征的抗菌药物不得重复列入供应目录。

医疗机构应当按照国家药品监督管理部门批准并公布的药品通用名称购进抗菌药物，优先选用《国家基本药物目录》《国家处方集》和《国家基本医疗保险、工伤保险和生育保险药品目录》收录的抗菌药物品种。基层医疗卫生机构只能选用基本药物（包括各省区市增补品种）中的抗菌药物品种。

因特殊治疗需要，医疗机构需使用本机构抗菌药物供应目录以外抗菌药物的，可以启动临时采购程序。同一通用名抗菌药物品种启动临时采购程序原则上每年不得超过5例次。如果超过5例次，应当讨论是否列入本机构抗菌药物供应目录。调整后的抗菌药物供应目录总品种数不得增加。

2.抗菌药物遴选和定期评估制度。医疗机构遴选和新引进抗菌药物品种，应当由临床科室提交申请报告，经药学部门提出意见后，由抗菌药物管理工作组审议。

抗菌药物管理工作组三分之二以上成员审议同意，并经药事管理与药物治疗学委员会三分之二以上委员审核同意后方可列入采购供应目录。

抗菌药物品种或者品规存在安全隐患、疗效不确定、耐药率高、性价比差或者违规使用等情况的，临床科室、药学部门、抗菌药物管理工作组可以提出清退或者更换意见。清退意见经抗菌药物管理工作组二分之一以上成员同意后执行，并报药事管理与药物治疗学委员会备案，更换意见经药事管理与药物治疗学委员会讨论通过后执行。清退或者更换的抗菌药物品种或者品规原则上12个月内不得重新进入本机构抗菌药物供应目录。

考点19 ★★★ 抗菌药物处方权、调剂资格授予和监督管理

1.抗菌药物处方权的授予。具有高级专业技术职务任职资格的医师，可授予特殊使用级抗菌药物处方权；具有中级以上专业技术职务任职资格的医师，可授予限制使用级抗菌药物处方权；具有初级专业技术职务任职资格的医师，在乡、民族乡、镇、村的医疗机构独立从事一般执业活动的执业助理医师以及乡村医生，可授予非限制使用级抗菌药物处方权。药师经培训并考核合格后，方可获得抗菌药物调剂资格。

二级以上医院应当定期对医师和药师进行抗菌药物临床应用知识和规范化管理的培训。医师经本机构培训并考核合格后，方可获得相应的处方权。其他医疗机构依法享有处方权的医师、乡

村医生和从事处方调剂工作的药师，由县级以上地方卫生行政部门组织相关培训、考核。经考核合格的，授予相应的抗菌药物处方权或者抗菌药物调剂资格。

2.医疗机构应当对出现抗菌药物超常处方3次以上且无正当理由的医师提出警告，限制其特殊使用级和限制使用级抗菌药物处方权。医师出现下列情形之一的，医疗机构应当取消其处方权：抗菌药物考核不合格的；限制处方权后，仍出现超常处方且无正当理由的；未按照规定开具抗菌药物处方，造成严重后果的；未按照规定使用抗菌药物，造成严重后果的；开具抗菌药物处方牟取不正当利益的。药师未按照规定审核抗菌药物处方与用药医嘱，造成严重后果的，或者发现处方不适宜、超常处方等情况未进行干预且无正当理由的，医疗机构应当取消其药物调剂资格。医师处方权和药师药物调剂资格取消后，在六个月内不得恢复其处方权和药物调剂资格。

考点20 ★★ 抗菌药物的应用

医疗机构和医务人员应当严格掌握使用抗菌药物预防感染的指征。预防感染、治疗轻度或者局部感染应当首选非限制使用级抗菌药物；严重感染、免疫功能低下合并感染或者病原菌只对限制使用级抗菌药物敏感时，方可选用限制使用级抗菌药物；特殊使用级抗菌药物不得在门诊使用，临床应用特殊使用级抗菌药物应当严格掌握用药指征，经抗菌药物管理工作组指定的专业技术人员会诊同意后，由具有相应处方权医师开具处方。

因抢救生命垂危的患者等紧急情况，医师可以越级使用抗菌药物。越级使用抗菌药物应当详细记录用药指证，并应当于 24 小时内补办越级使用抗菌药物的必要手续。

考点 21 ★★　细菌耐药预警机制、抗菌药物应用的公示与报告

1.医疗机构应当开展细菌耐药监测工作，建立细菌耐药预警机制，并采取下列相应措施：①主要目标细菌耐药率超过 30% 的抗菌药物，应当及时将预警信息通报本机构医务人员。②主要目标细菌耐药率超过 40% 的抗菌药物，应当慎重经验用药。③主要目标细菌耐药率超过 50% 的抗菌药物，应当参照药敏试验结果选用。④主要目标细菌耐药率超过 75% 的抗菌药物，应当暂停针对此目标细菌的临床应用，根据追踪细菌耐药监测结果，再决定是否恢复临床应用。

2.医疗机构应当按照要求对临床科室和医务人员抗菌药物临床应用情况进行汇总，并向核发其《医疗机构执业许可证》的卫生行政部门报告。

非限制使用级抗菌药物临床应用情况,每年报告一次;限制使用级和特殊使用级抗菌药物临床应用情况,每半年报告一次。

考点 22 ★★　抗菌药物临床应用异常情况调查

医疗机构应当对以下抗菌药物临床应用异常情况开展调查,并根据不同情况作出处理:使用量异常增长的抗菌药物;半年内使用量始终居于前列的抗菌药物;经常超适应症、超剂量使用的抗菌药物;企业违规销售的抗菌药物;频繁发生严重不良事件的抗菌药物。

考点 23 ★★　遏制细菌耐药国家行动计划

2016 年,为有效遏制细菌耐药,维护人民群众身体健康,促进经济社会可持续发展,国家卫生健康委、发展改革委等 14 部门组织有关专家,在广泛征求意见的基础上,制定出台了《遏制细菌耐药国家行动计划(2016～2020 年)》。根据计划的要求,到 2020 年,我国应实现全国二级以上医院基本建立抗菌药物临床应用管理机制;医疗机构主要耐药菌增长率得到有效控制。为实现最终目标,采取的措施包括:

(1)发挥联防联控优势,履行部门职责。

(2)加强抗菌药物应用和耐药控制体系建设。规范抗菌药物临床应用管理。严格落实《药品管理法》《医疗机构管理条例》《处方管理办法》等有关规定。

（3）完善抗菌药物应用和细菌耐药监测体系。

（4）提高专业人员细菌耐药防控能力。

第三节　处方药与非处方药的分类管理

考点1 ★★　药品分类管理的目的

药品分类管理是根据药品安全有效、使用方便的原则，依其品种、规格、适应症、剂量及给药途径不同，对药品分别按照处方药与非处方药进行管理。实行药品分类管理，一方面是加强处方药的销售控制，防止消费者因自我行为不当导致药物滥用并危及健康；另一方面，通过规范非处方药的管理，引导消费者科学、合理地进行自我药疗，保证公众用药安全有效、方便及时。

考点2 ★★★　非处方药、处方药、"双跨"药品的定义

非处方药是指由国务院药品监督管理部门公布的，不需要凭执业医师和执业助理医师处方，消费者可以自行判断、购买和使用的药品。

处方药是指凭执业医师和执业助理医师处方

方可购买、调配和使用的药品。

"双跨"药品的部分适应症适合自我判断和自我药疗,于是在"限适应症、限剂量、限疗程"的规定下,将此部分适应症作为非处方药管理,而患者难以判断的适应症部分仍作为处方药管理。按"双跨"管理后,不能扩大该药品的治疗范围,不能改变该药品的用法,药品用量也不能超出原剂量范围。

考点3 ★★★ 非处方药的分类和专有标识的管理

国家根据药品的安全性,又将非处方药分为甲、乙两类,乙类非处方药更安全。

非处方药专有标识图案分为红色和绿色,红色专有标识用于甲类非处方药品,绿色专有标识用于乙类非处方药品和用作指南性标志。

使用非处方药专有标识时,药品的使用说明书和大包装可以单色印刷,标签和其他包装必须按照国家药品监督管理总局公布的色标要求印刷。单色印刷时,非处方药专有标识下方必须标示"甲类"或"乙类"字样。非处方药专有标识应与药品标签、使用说明书、内包装、外包装一体化印刷,其大小可根据实际需要设定,但必须醒目、清晰,并按照国家药品监督管理局公布的坐标比例使用。非处方药药品标签、使用说明书和每个销售基本单元包装印有中文药品通用名称(商品名称)的一面(侧),其右上角是非处方药专有标识的固定位置。

考点 4 ★★ 非处方药的管理要求

非处方药的包装必须印有国家指定的非处方药专有标识,以便消费者识别和执法人员监督检查;每个销售基本单元包装必须附有标签和说明书。

非处方药的标签和说明书必须经过国家药品监督管理部门批准,用语要科学、易懂,便于消费者自行判断、选择和使用。标签内容不得超出其非处方药说明书的内容范围。

非处方药标签以及说明书或者包装上必须印有警示语或忠告语:"请仔细阅读药品使用说明书并按说明使用或在药师指导下购买和使用!"。

非处方药可以在大众媒介上进行广告宣传,但广告内容必须经过审查、批准,不能任意夸大或篡改,以正确引导消费者科学、合理地进行自我药疗。

考点 5 ★ 处方药的管理要求

生产企业应将相应警示语或忠告语醒目地印制在药品包装或说明书上:"凭医师处方销售、购买和使用!"

我国实行特殊管理的药品(麻醉药品、精神

药品、医疗用毒性药品和放射性药品）一般均属于处方药，其说明书和标签必须印有规定的标识。

处方药只能在国务院卫生行政部门和国家药品监督管理部门共同指定的专业性医药报刊上进行广告宣传，不得在大众媒介上发布广告或者以其他方式进行以公众为对象的广告宣传。

考点 6 ★ "双跨"药品的管理要求

"双跨"药品既能按处方药管理，又能按非处方药管理，因此必须分别使用处方药和非处方药两种标签、说明书，其处方药和非处方药的包装颜色应当有明显区别。

"双跨"药品不管是作为处方药还是非处方药管理，应当具有相同的商品名，并且其商品名称不得扩大或暗示药品作为处方药、非处方药的疗效。

"双跨"药品在作为处方药时，必须凭执业医师或助理执业医师开具的处方经药师审核后才能购买，而作为非处方药时，患者可以仔细阅读说明书并按说明使用或在药师指导下购买和使用。

"双跨"药品在大众媒体发布广告，进行适应症、功能主治或疗效方面的宣传，其宣传内容不得超出其非处方药适应症（或功能主治）范围。

考点7 ★ 非处方药目录及目录的遴选、审批和发布

1. 非处方药遴选原则。应用安全；疗效确切；质量稳定；使用方便。

2. 国家药品监督管理部门公布转换为非处方药的品种名单及其说明书范本之后，其药品生产企业应到所在地的省级药品监督管理部门进行非处方药的审核登记。除"双跨"品种外，非处方药品种在审核登记6个月后，其药品生产企业应停止使用原包装、标签和说明书。非处方药的适应症、用法用量须与公布的非处方药说明书范本一致，禁忌、注意事项、不良反应不得少于范本内容，不得以任何形式扩大适应症范围。

考点8 ★ 处方药与非处方药的转换评价

1. 除以下规定情况外，申请单位均可对其生产或代理的品种提出处方药转换评价为非处方药的申请：①监测期内的药品。②用于急救和其他患者不宜自我治疗疾病的药品。③消费者不便自我使用的药物剂型。④用药期间需要专业人员进行医学监护和指导的药品。⑤需要在特殊条件下保存的药品。⑥作用于全身的抗菌药、激素（避孕药除外）。⑦含毒性中药材，且不能证明其安全性的药品。⑧原料药、药用辅料、中药材、饮片。

⑨国家规定的医疗用毒性药品、麻醉药品、精神药品和放射性药品,以及其他特殊管理的药品。
⑩其他不符合非处方药要求的药品。

2. 申请药品应符合"应用安全、疗效确切、质量稳定、使用方便"的基本原则,同时,药品的各种属性均应体现"适于自我药疗"。

3. 处方药转换为非处方药时,需要进行安全性以及有效性评价。

非处方药的安全性评价包括三方面的内容:一是指作为处方药品时的安全性;二是当药品成为非处方药后广泛使用时出现滥用、误用情况下的安全性;三是当处于消费者进行自我诊断、自我药疗情况下的药品安全性。

非处方药的有效性应具有如下特点:①用药对象明确,适应症或功能主治明确。②绝大多数适用对象正确使用后能产生预期的作用。③用法用量明确。④不需要与其他药物联合使用(辅助治疗药品除外)。⑤疗效确切,用药后的效果明显或明确,患者一般可以自我感知。

4. 药品生产企业提出处方药转换为非处方药的申请或建议,相关资料直接报送国家局药品评价中心。

5. 乙类非处方药的确定。乙类非处方药是指在一般情况下,消费者不需要医生及药师的指导,可以自我购买和使用的药品,与甲类非处方药相比，其安全性更好，消费者自行使用的风险更低。乙类非处方药应是用于常见轻微疾病和症状，以及日常营养补充等的非处方药药品。

以下情况下不应作为乙类非处方药：①儿童用药（有儿童用法用量的均包括在内，维生素、矿物质类除外）。②化学药品含抗菌药物、激素等成分的。③中成药含毒性药材（包括大毒和有毒）和重金属的口服制剂、含大毒药材的外用制剂。④严重不良反应发生率达万分之一以上。⑤中成药组方中包括无国家或省级药品标准药材的（药食同源的除外）。⑥中西药复方制剂。⑦辅助用药。

考点9 ★★ 生产、批发企业销售处方药与非处方药的要求

药品生产、批发企业应当按规定向零售企业和医疗机构销售处方药、非处方药，不得直接向病患者推荐、销售处方药。

生产企业应在进入流通领域的处方药和非处方药的包装或说明书上醒目地印刷相应的警示语或忠告语。

在特殊管理的药品购销方面，根据《国家食品药品监督管理局、公安部、卫生部关于加强含麻黄碱类复方制剂管理有关事宜的通知》，含麻黄碱类复方制剂生产企业应当切实加强销售管理，

严格管控产品销售渠道，确保所生产的药品在药用渠道流通。凡发现多次流失或流失数量较大的含麻黄碱类复方制剂，其生产企业所在地省级食品药品监管部门应消减其生产企业相关品种的麻黄碱类原料药购用审批量，削减幅度原则上不少于上一年度审批量的50%。

考点 10 ★★　零售药店销售处方药与非处方药的要求

1. 零售药店必须具有《药品经营企业许可证》，且配备驻店执业药师或药师以上的药学技术人员。《药品经营企业许可证》和执业药师证书应悬挂在醒目、易见的地方，执业药师佩戴标明其姓名、技术职称等内容的胸卡。

零售药店中的处方药与非处方药应当分柜摆放，不得采用有奖销售、附赠药品或礼品销售等销售方式，处方药不得开架销售。经营处方药和甲类非处方药的药品零售企业，执业药师或者其他依法经资格认定的药学技术人员不在岗时，应当挂牌告知，并停止销售处方药和甲类非处方药。

2. 零售药店的处方药必须凭执业医师或执业助理医师处方销售、购买和使用，不得采用开架自选销售的方式。执业药师或药师必须对医师处方进行审核、签字后依据处方正确调配、销售药品。零售药店对处方必须留存2年以上备查。

第五章　药品经营与使用管理

考点 11 ★★　零售药店不得经营的药品种类

零售药店不得经营的九大类药品：麻醉药品、放射性药品、第一类精神药品、终止妊娠药品、蛋白同化制剂、肽类激素（胰岛素除外）、药品类易制毒化学品、疫苗，以及我国法律法规规定的其他药品零售企业不得经营的药品。

考点 12 ★★★　零售药店必须凭处方销售的药品种类

零售药店必须凭处方销售的十大类药品：注射剂、医疗用毒性药品、第二类精神药品、九大类药店不得经营的药品以外其他按兴奋剂管理的药品、精神障碍治疗药（抗精神病、抗焦虑、抗躁狂、抗抑郁药）、抗病毒药（逆转录酶抑制剂和蛋白酶抑制剂）、肿瘤治疗药、含麻醉药品的复方口服溶液和曲马多制剂、未列入非处方药目录的抗菌药和激素，以及国家药品监督管理部门公布的其他必须凭处方销售的药品。

对于曲马多口服复方制剂以及单位剂量麻黄碱类药物含量大于 30mg（不含 30mg）的含麻黄碱类复方制剂，一律列入必须凭处方销售的药品范围，无医师处方严禁销售。药品零售企业销售上述药品应当查验购买者的身份证，并对其姓名和身份证号码予以登记。除处方药按处方剂量销售外，一次销售不得超过 2 个最小包装。

第四节 医疗保障用药管理

考点1 ★ 我国基本医疗保险体系的构成

我国已基本建立起具有特色的"三纵三横"的医疗保障体系框架。三纵,即城镇职工基本医疗保险、城镇居民基本医疗保险和新型农村合作医疗。三横,即主体层、保底层和补充层。三项基本医疗保险制度构成了主体层;城乡医疗救助和社会慈善捐助等制度对困难群众参保和个人负担给予帮助,构成保底层;对于群众在基本医疗保险之外更高的、多样化的医疗需求,通过补充医疗保险和商业健康保险来满足。目前,整合城乡居民基本医疗保险和新型农村合作医疗的工作正在进行中。

考点2 ★ 我国整合城乡居民基本医疗保险的重点内容

统一覆盖范围。统一筹资政策。统一保障待遇。统一医保目录。统一定点管理。统一基金管理。

考点3 ★★★ 《药品目录》

2017年我国《药品目录》的全称是《国家基本医疗保险、工伤保险和生育保险药品目录

（2017年版）》。

1.《药品目录》的构成　《药品目录》西药部分和中成药部分所列药品为基本医疗保险、工伤保险和生育保险基金准予支付费用的药品。基本医疗保险基金支付药品费用时区分甲、乙类，工伤保险和生育保险支付药品费用时不分甲、乙类。

2.《药品目录》的分类和支付规定　《药品目录》分为凡例、西药（包括化学药和生物制品）、中成药（包括中成药和民族药）、中药饮片四部分。凡例是对《药品目录》的编排格式、名称剂型规范、限定支付范围等内容的解释和说明，中药饮片部分采用排除法规定了基金不予支付费用的饮片。参保人员使用目录内西药、中成药及目录外中药饮片发生的费用，按基本医疗保险、工伤保险、生育保险有关规定支付。国家免费提供的抗艾滋病病毒药物和国家公共卫生项目涉及的抗结核病药物、抗疟药物和抗血吸虫病药物，参保人员使用且在公共卫生支付范围的，基本医疗保险、工伤保险和生育保险基金不予支付。

3.《药品目录》的制定与调整　《药品目录》中的西药和中成药在《国家基本药物》的基础上遴选，并分"甲类目录"和"乙类目录"。"甲类目录"的药品是临床治疗必需，使用广泛，疗效好，同类药品中价格低的药品。"乙类目录"的药品是可供临床治疗选择使用，疗效好，同类药品中比"甲类目录"药品价格略高的药品。

各省(区、市)社会保险主管部门对《药品目录》甲类药品不得进行调整,并应严格按照现行法律法规和文件规定进行乙类药品调整。

各省(区、市)应于2017年7月31日前发布本地基本医疗保险、工伤保险和生育保险药品目录。调整的数量(含调入、调出、调整限定支付范围)不得超过国家乙类药品数量的15%。

4.《药品目录》使用管理 各统筹地区要根据辖区内医疗机构和零售药店药品使用情况,做好目录内药品对应工作,及时更新完善信息系统药品数据库。

考点4 ★★ 城镇居民基本医疗保险用药

《关于城镇居民基本医疗保险医疗服务管理的意见》规定,城镇居民基本医疗保险用药范围在国家和省(区、市)《基本医疗保险和工伤保险药品目录》的基础上,进行适当调整、合理确定。要把国家《基本医疗保险和工伤保险药品目录》《药品目录》甲类目录药品全部纳入城镇居民基本医疗保险基金的支付范围。国家根据儿童用药的特点,按照"临床必需、安全有效、价格合理、使用方便、兼顾中西药"的原则,适当增加儿童用药的品种及剂型。

第五章　药品经营与使用管理

考点 5 ★　新型农村合作医疗用药

"新农合"药品目录实行县(及以上)、乡、村三级。全国各省级卫生行政等相关部门在城镇职工基本医疗保险用药目录的基础上制定各省的《新型农村合作医疗药品目录》,各县市卫生局可在本省的指导性用药目录基础上根据实际情况调整制定本县市的新农合用药目录,县级(及以上)新农合报销药物目录要包含全部国家基本药物目录,并能基本满足诊治疑难重症的需要。乡级新农合报销药物目录要以国家基本药物目录(基层部分)为主体,可根据当地突出健康需求和新农合基金支付能力适当增加,增加的药品从本省(区、市)县级(及以上)新农合报销药物目录内选择。村级新农合报销药物目录使用国家基本药物目录(基层部分)。

考点 6 ★　基本医疗保险医药机构的管理

依法设立的各类医药机构自愿向统筹地区经办机构提出申请,统筹地区人力资源社会保障部门制定医药机构评估规则和程序。经办机构开展评估要注重听取参保人员、专家、行业协会等各方面意见,探索通过第三方评价的方式开展评估,保证程序公开透明,结果公正合理。要根据"公平、公正、公开"的原则,选择服务质量好、价格合理、管理规范的医药机构签订服务协议。双方签订的服务协议，应报同级社会保险行政部门备案。

服务协议除应包括服务人群、服务范围、服务内容、服务质量、费用结算、违约处理等基本内容外，进一步细化总额控制指标、具体付费方式、付费标准、费用审核与控制、药品和诊疗项目以及医用材料管理、监督检查、医保医生管理、信息数据传输标准等内容，并根据医保政策和管理的需要及时补充完善。

有条件的地方可以通过长期协议与短期（如年度）协议相结合的办法探索动态协议管理。

第五节 药品不良反应报告与监测管理

考点1 ★★★ 药品不良反应及相关术语的界定和区分

1. 药品不良反应是指合格药品在正常用法用量下出现的与用药目的无关的有害反应。

2. 严重药品不良反应是指因使用药品引起以下损害情形之一的反应：①导致死亡。②危及生命。③致癌、致畸、致出生缺陷。④导致显著的或者永久的人体伤残或者器官功能的损伤。⑤导致住院或者住院时间延长。⑥导致其他重要医学事件，如不进行治疗可能出现上述所列情况的。

3. 新的药品不良反应是指药品说明书中未载明的不良反应。说明书中已有描述，但不良反应发生的性质、程度、后果或者频率与说明书描述不一致或者更严重的，按照新的药品不良反应处理。

4. 药品群体不良事件是指同一药品在使用过程中，在相对集中的时间、区域内，对一定数量人群的身体健康或者生命安全造成损害或者威胁，需要予以紧急处置的事件。它不以"合格药品"为前提条件。

考点 2 ★ 药品不良反应的药理学分类

A 型不良反应是由于药物的药理作用增强所致，常与剂量有关，多数可预测，停药或减量后症状很快减轻或消失，发生率较高而死亡率较低。通常表现为副作用、毒性反应、过度作用、继发反应、首剂效应、后遗效应、停药综合征等。

B 型不良反应与药物正常药理作用无关，与用药剂量无关，一般很难预测，常规毒理学筛查不能发现，发生率较低而死亡率高。通常表现为特异体质反应、变态反应等。

C 型不良反应发病机制尚不清楚，多发生在长期用药后，潜伏期长，没有明确的时间关系，难以预测。通常与致癌、致畸以及长期用药后致心血管疾病、纤溶系统变化等有关。

考点3 ★★★ 药品不良反应报告主体、报告范围、监督主体

1. 药品生产企业（包括进口药品的境外制药厂商）、经营企业和医疗机构是我国药品不良反应报告制度的法定报告主体，应当建立药品不良反应报告和监测管理制度。药品生产企业应当设立专门机构并配备专职人员，药品经营企业和医疗机构应当设立或者指定机构并配备专（兼）职人员，承担本单位的药品不良反应报告和监测工作。药品上市许可持有人是药品安全责任的主体，持有人应当按照可疑即报原则，直接通过国家药品不良反应监测系统报告发现或获知的药品不良反应。

2. 我国药品不良反应的报告范围是：新药监测期内的国产药品或首次获准进口5年以内的进口药品，报告所有不良反应；其他国产药品和首次获准进口5年以上的进口药品，报告新的和严重的不良反应。

3. 国家药品监督管理部门主管全国药品不良反应报告和监测工作，地方各级药品监督管理部门主管本行政区域内的药品不良反应报告和监测工作，应当建立健全药品不良反应监测机构，负责本行政区域内药品不良反应报告和监测的技术工作。各级卫生行政部门负责本行政区域内医疗机构与实

施药品不良反应报告制度有关的管理工作。

考点 4 ★　个例药品不良反应的报告和处置

药品生产、经营企业和医疗机构发现或者获知新的、严重的药品不良反应应当在 15 日内报告，其中死亡病例须立即报告；其他药品不良反应应当在 30 日内报告。

药品生产企业应当对获知的死亡病例进行调查，并在 15 日内完成调查报告，报药品生产企业所在地的省级药品不良反应监测机构。

考点 5 ★　药品群体不良事件的报告和处置

药品生产、经营企业和医疗机构获知或者发现药品群体不良事件后，应当立即通过电话或者传真等方式报所在地的县级药品监督管理部门、卫生行政部门和药品不良反应监测机构，必要时可以越级报告；通过国家药品不良反应监测信息网络报告。

药品生产企业获知药品群体不良事件后应当立即开展调查，详细了解药品群体不良事件的发生、药品使用、患者诊治以及药品生产、储存、流通、既往类似不良事件等情况，在 7 日内完成调查报告，报所在地省级药品监督管理部门和药品不良反应监测机构。

药品经营企业发现药品群体不良事件应当立

即告知药品生产企业,同时迅速开展自查,必要时应当暂停药品的销售,并协助药品生产企业采取相关控制措施。

医疗机构发现药品群体不良事件后应当积极救治患者,迅速开展临床调查,分析事件发生的原因,必要时可采取暂停药品的使用等紧急措施。

考点6 ★ 境外发生的严重药品不良反应的报告和处置

进口药品和国产药品在境外发生的严重药品不良反应(包括自发报告系统收集的、上市后临床研究发现的、文献报道的),药品生产企业应当自获知之日起30日内报送国家药品不良反应监测中心。

进口药品和国产药品在境外因药品不良反应被暂停销售、使用或者撤市的,药品生产企业应当在获知后24小时内书面报国家药品监督管理部门和国家药品不良反应监测中心。

考点7 ★ 定期安全性更新报告

1. 药品生产企业 设立新药监测期的国产药品,应当自取得批准证明文件之日起每满1年提交一次定期安全性更新报告,直至首次再注册,之后每5年报告一次;其他国产药品,每5年报告一次。首次进口的药品,自取得进口药品批准证明文件之日起每满 1 年提交一次定期安全性更新报告，直至首次再注册，之后每 5 年报告一次。

国产药品的定期安全性更新报告向药品生产企业所在地省级药品不良反应监测机构提交。进口药品（包括进口分包装药品）的定期安全性更新报告向国家药品不良反应监测中心提交。

2. 省级药品不良反应监测机构　省级药品不良反应监测机构应当对收到的定期安全性更新报告进行汇总、分析和评价，于每年 4 月 1 日前将上一年度定期安全性更新报告统计情况和分析评价结果报省级药品监督管理部门和国家药品不良反应监测中心。

3. 国家药品不良反应监测中心　国家药品不良反应监测中心应当对收到的定期安全性更新报告进行汇总、分析和评价，于每年 7 月 1 日前将上一年度国产药品和进口药品的定期安全性更新报告统计情况和分析评价结果报国家药品监督管理部门和卫生行政部门。

考点 8 ★★　药品重点监测的范围和要求

主动重点监测是指药品生产企业应当经常考察本企业生产药品的安全性，对新药监测期内的药品和首次进口 5 年内的药品，应当开展重点监测；被动重点监测是指省级以上药品监督管理部门根据药品临床使用和不良反应监测情况，可以要求药品生产企业对特定药品进行重点监测。

考点 9 ★　药品生产企业对药品不良反应的评价与控制

药品生产企业对已确认发生严重不良反应的药品，应当通过各种有效途径将药品不良反应、合理用药信息及时告知医务人员、患者和公众；采取修改标签和说明书，暂停生产、销售、使用和召回等措施，减少和防止药品不良反应的重复发生。对不良反应大的药品，应当主动申请注销其批准证明文件。

考点 10 ★★　药品不良反应监测机构对药品不良反应的评价与控制

省级药品不良反应监测机构应当每季度对收到的药品不良反应报告进行综合分析，根据分析评价结果，可以采取暂停生产、销售、使用和召回药品等措施，并监督检查，同时将采取的措施通报同级卫生行政部门。

国家药品监督管理部门根据药品分析评价结果，可以要求企业开展药品安全性、有效性相关研究。必要时，应当采取责令修改药品说明书，暂停生产、销售、使用和召回药品等措施，对不良反应大的药品，应当撤销药品批准证明文件，并将有关措施及时通报卫生部。

第六章 中药管理

第一节 中药和中药创新发展

考点1★ 中药材、中药饮片、中成药的界定

中药材是指药用植物、动物、矿物的药用部分采收后经产地初加工形成的原料药材。

"饮片"是指在中医药理论指导下,根据辨证施治和调剂、制剂的需要,对中药材进行特殊加工炮制后的制成品。

"成药"是根据疗效确切、应用范围广泛的处方、验方或秘方,具备一定质量规格,批量生产供应的药物。

考点2★★ 中医药立法

现行《药品管理法》涵盖了中药的管理。2003年国务院制定公布了《中医药条例》。2016年12月25日,十二届全国人大常委会第二十五次会议审议通过了《中华人民共和国中医药法》(以下简称《中医药法》),自2017年7月1日起施行。《中医药法》以继承和弘扬中医药,保障和促进中医药事业发展,保护人民健康为宗旨,遵

循中医药发展规律,坚持继承和创新相结合,保持和发挥中医药特色和优势,运用现代科学技术,促进中医药理论和实践的发展,从法律层面明确了中医药的重要地位、发展方针和扶持措施,为中医药事业发展提供了法律保障。

考点 3 ★★ 中药材保护和发展规划的具体指标

中药材资源监测站点和技术信息服务网络覆盖 80% 以上的县级中药材产区;100 种《中华人民共和国药典》收载的野生中药材实现种植养殖;种植养殖中药材产量年均增长 10%;中药生产企业使用产地确定的中药材原料比例达到 50%,百强中药生产企业主要中药材原料基地化率达到 60%;流通环节中药材规范化集中仓储率达到 70%;100 种中药材质量标准显著提高;全国中药材质量监督抽检覆盖率达到 100%。

第二节 中药材管理

考点 1 ★ 中药材种植、养殖管理

国家建立道地中药材评价体系,支持道地中药材品种选育,扶持道地中药材生产基地建设,加强道地中药材生产基地生态环境保护,鼓励采取地理标志产品保护等措施保护道地中药材。道地中药材,是指经过中医临床长期应用优选出来

的，产在特定地域，与其他地区所产同种中药材相比，品质和疗效更好，且质量稳定，具有较高知名度的中药材。

国家鼓励发展中药材规范化种植养殖，严格管理农药、肥料等农业投入品的使用，禁止在中药材种植过程中使用剧毒、高毒农药，支持中药材良种繁育，提高中药材质量。

药用植物病虫害的防治应采取综合防治策略。

考点2 ★★ 中药材产地初加工管理

严禁滥用硫黄熏蒸等方法，二氧化硫等物质残留必须符合国家规定。严厉打击产地初加工过程中掺杂使假、染色增重、污染霉变、非法提取等违法违规行为。

野生或半野生药用动植物的采集应坚持"最大持续产量"原则。

鲜用药材可采用冷藏、砂藏、罐贮、生物保鲜等适宜的保鲜方法，尽可能不使用保鲜剂和防腐剂。道地药材加工时，道地药材应按传统方法进行加工。

考点3 ★ 中药材自种、自采、自用的管理规定

《中医药法》规定，在村医疗机构执业的中医医师、具备中药材知识和识别能力的乡村医生，按照国家有关规定可以自种、自采地产中药材并

在其执业活动中使用。

乡村中医药技术人员不得自种自采自用下列中草药：①国家规定需特殊管理的医疗用毒性中草药。②国家规定需特殊管理的麻醉药品原植物。③国家规定需特殊管理的濒稀野生植物药材。

乡村中医药技术人员自种自采自用的中草药，只限于其所在的村医疗机构内使用，不得上市流通，不得加工成中药制剂。

考点 4 ★★　GAP 的基本要求和实施

GAP 要求中药材生产企业应运用规范化管理和质量监控手段，保护野生药材资源和生态环境，实现资源的可持续利用。其核心是药材质量要求的八字方针，真实（具有道地性，种质鉴定清楚），优质（有效成分或活性成分要达到药用标准），可控（生产过程环境因素的可控制性），稳定（有效成分达到药典要求，且含量波动在一定范围内）。

2016 年 2 月 3 日，国务院取消中药材生产质量管理规范（GAP）认证。自 2016 年 3 月 17 日发布公告之日起，国家食品药品监督管理总局不再开展中药材 GAP 认证工作，不再受理相关申请。将继续做好取消认证后中药材 GAP 的监督实施工作，对中药材 GAP 实施备案管理。已经通过认证的中药材生产企业应继续按照中药材 GAP 规定，切实加强全过程质量管理，保证持续合规。

考点 5 ★ 进入中药材专业市场经营中药材者应具备的条件

具有专业人员。具有与所经营中药材规模相适应的药学技术人员，或经县级以上主管部门认定的，熟悉并能鉴别所经营中药材药性的人员。

取得证照。进入中药材专业市场经营中药材的企业和个体工商户必须依照法定程序取得《药品经营许可证》和《营业执照》。证照齐全者准予进入中药材专业市场固定门店从事中药材批发业务。

在中药材专业市场固定专门从事中药材批发业务的企业和个体工商户，向中药材专业市场所在地省级药品监督管理部门申请并取得《药品经营许可证》，然后持证向工商行政管理部门申请办理《营业执照》。

租用摊位经营自产中药材。申请在中药材专业市场租用摊位从事自产中药材业务的经营者，必须经所在中药材专业市场管理机构审查批准后，方可经营中药材。

考点 6 ★★ 中药材专业市场管理的措施

城乡集市贸易市场不得出售中药材以外的药品。药品经营企业销售中药材，必须标明产地。

发运中药材必须有包装。在每件包装上，必须注明品名、产地、日期、调出单位，并附有质量合格的标志。

严禁销售假劣中药材，严禁未经批准以任何名义或方式经营中药饮片、中成药和其他药品，严禁销售国家规定的 27 种毒性药材，严禁非法销售国家规定的 42 种濒危药材。

严禁从事饮片分包装、改换标签等活动。严禁从中药材市场或其他不具备饮片生产经营资质的单位或个人采购中药饮片。

考点 7 ★ 进口药材的申请与审批

进口药材申请人，应当是中国境内取得《药品生产许可证》或者《药品经营许可证》的药品生产企业或者药品经营企业。药材进口申请包括首次进口药材申请和非首次进口药材申请。首次进口药材申请包括已有法定标准药材首次进口申请和无法定标准药材首次进口申请。

中国食品药品检定研究院完成首次进口药材质量标准复核和样品检验，并将检验报告和复核意见报送国家药品监督管理部门。国家药品监督管理部门收到中国食品药品检定研究院检验报告和复核意见后，进行技术审核和行政审查。对符合要求的，颁发《进口药材批件》；对不符合要求的，发给《审查意见通知件》，并说明理由。非首次进口药材申请,不再进行质量标准审核,由国家药品监督管理部门直接审批。

考点 8 ★　进口药材批件

《进口药材批件》分一次性有效批件和多次使用批件。一次性有效批件的有效期为1年,多次使用批件的有效期为2年。《进口药材批件》编号格式为:国药材进字+4位年号+4位顺序号。

国家药品监督管理部门对濒危物种药材或者首次进口药材的进口申请,颁发一次性有效批件。

考点 9 ★★★　国家重点保护野生药材物种的分级

国家重点保护的野生药材物种分为三级管理。

一级保护野生药材物种系指濒临灭绝状态的稀有珍贵野生药材物种。

二级保护野生药材物种系指分布区域缩小,资源处于衰竭状态的重要野生药材物种。

三级保护野生药材物种系指资源严重减少的主要常用野生药材物种。

考点 10 ★★　国家重点保护野生药材采猎管理

禁止采猎一级保护野生药材物种。采猎、收购二、三级保护野生药材物种必须按照批准的计划执行。采猎者必须持有采药证,需要进行采伐或狩猎的，必须申请采伐证或狩猎证。不得在禁止采猎期、禁止采猎区采猎二、三级保护野生药材物种，并不得使用禁用工具进行采猎。

考点 11 ★★　国家重点保护野生药材的出口管理

一级保护野生药材物种属于自然淘汰的，其药用部分由各级药材公司负责经营管理，但不得出口。

二、三级保护野生药材物种的药用部分，除国家另有规定外，实行限量出口。

考点 12 ★★★　国家重点保护的野生药材名录

一级保护药材名称：虎骨、豹骨、羚羊角、鹿茸（梅花鹿）。

二级保护药材名称：鹿茸（马鹿）、麝香（3个品种）、熊胆（2个品种）、穿山甲、蟾酥（2个品种）、哈蟆油、金钱白花蛇、乌梢蛇、蕲蛇、蛤蚧、甘草（3个品种）、黄连（3个品种）、人参、杜仲、厚朴（2个品种）、黄柏（2个品种）、血竭。

三级保护药材名称：川贝母（4个品种）、伊贝母（2个品种）、刺五加、黄芩、天冬、猪苓、龙胆（4个品种）、防风、远志（2个品种）、胡黄连、肉苁蓉、秦艽（4个品种）、细辛（3个品种）、紫草、五味子（2个品种）、蔓荆子（2个品种)、诃子(2个品种)、山茱萸、石斛(5个品种)、阿魏(2个品种)、连翘(2个品种)、羌活(2个品种)。

第三节 中药饮片管理

考点1★★★ 中药饮片生产经营行为监管

1. 中药饮片生产监管 《药品管理法》规定:"中药饮片的炮制,必须按照国家药品标准炮制,国家药品标准没有规定的,必须按照省、自治区、直辖市药品监督管理部门制定的炮制规范炮制。"

《药品管理法实施条例》规定:生产中药饮片,应当选用与药品质量相适应的包装材料和容器;包装不符合规定的中药饮片,不得销售。

《中医药法》规定:国家保护中药饮片传统炮制技术和工艺,支持应用传统工艺炮制中药饮片,鼓励运用现代科学技术开展中药饮片炮制技术研究。

中药饮片包装必须印有或贴有标签。中药饮片的标签必须注明品名、规格、产地、生产企业、产品批号、生产日期,实施批准文号管理的中药饮片还必须注明批准文号。

中药饮片在发运过程中必须要有包装。每件包装上必须注明品名、产地、日期、调出单位等,并附有质量合格的标志。对不符合上述要求的中药饮片，一律不准销售。

生产中药饮片必须持有《药品生产许可证》《药品GMP证书》；必须以中药材为起始原料，使用符合药用标准的中药材，并应尽量固定药材产地；必须严格执行国家药品标准和地方中药饮片炮制规范、工艺规程；必须在符合药品GMP条件下组织生产，出厂的中药饮片应检验合格，并随货附纸质或电子版的检验报告书。批发零售中药饮片必须持有《药品经营许可证》《药品GSP证书》，必须从持有《药品GMP证书》的生产企业或持有《药品GSP证书》的经营企业采购。

严禁生产企业外购中药饮片半成品或成品进行分包装或改换包装标签等行为。严禁经营企业从事饮片分包装、改换标签等活动；严禁从中药材市场或其他不具备饮片生产经营资质的单位或个人采购中药饮片。

2. 中药饮片经营监管　《药品经营质量管理规范》对药品经营企业中影响中药饮片质量的关键环节及人员资质提出要求。

储存中药饮片应当设立专用库房。中药饮片柜斗谱的书写应当正名正字；装斗前应当复核，防止错斗、串斗；应当定期清斗，防止饮片生虫、发霉、变质；不同批号的饮片装斗前应当清斗并记录；企业应当定期对陈列、存放的药品进行检查,重点检查拆零药品和易变质、近效期、摆放时间较长的药品以及中药饮片。发现有质量疑问的药品应当及时撤柜,停止销售,由质量管理人员确认和处理,并保留相关记录。毒性中药品种和罂粟壳不得陈列。

销售中药饮片做到计量准确,并告知煎服方法及注意事项;提供中药饮片代煎服务,应当符合国家有关规定。

严禁医疗机构从中药材市场或其他没有资质的单位和个人违法采购中药饮片调剂使用。医疗机构如加工少量自用特殊规格饮片,应将品种、数量、加工理由和特殊性等情况向所在地市级以上食品药品监管部门备案。

考点2 ★ 医疗机构中药饮片的管理

对市场上没有供应的中药饮片,医疗机构可以根据本医疗机构医师处方的需要,在本医疗机构内炮制、使用。医疗机构应当遵守中药饮片炮制的有关规定,对其炮制的中药饮片的质量负责,保障药品安全。医疗机构炮制中药饮片,应当向所在地设区的市级人民政府药品监督管理部门备案。根据临床用药需要,医疗机构可以凭本医疗机构医师的处方对中药饮片进行再加工。

2007年3月12日国家中医药管理局、卫生部以国中医药发〔2007〕11号印发《医院中药饮片管理规范》。规范要求：

（1）人员要求：医院应配备与医院级别相适应的中药学技术人员。直接从事中药饮片技术工作的，应当是中药学专业技术人员。三级医院应当至少配备一名副主任中药师以上专业技术人员，二级医院应当至少配备一名主管中药师以上专业技术人员，一级医院应当至少配备一名中药师或相当于中药师以上专业技术水平的人员。

负责中药饮片验收的，在二级以上医院应当是具有中级以上专业技术职称和饮片鉴别经验的人员；在一级医院应当是具有初级以上专业技术职称和饮片鉴别经验的人员。

负责中药饮片临方炮制工作的，应当是具有三年以上炮制经验的中药学专业技术人员。

中药饮片煎煮工作应当由中药学专业技术人员负责，具体操作人员应当经过相应的专业技术培训。

（2）调剂：对存在"十八反""十九畏"、妊娠禁忌、超过常用剂量等可能引起用药安全问题的处方，应当由处方医生确认（"双签字"）或重新开具处方后方可调配。

中药饮片调配后，必须经复核后方可发出。二级以上医院应当由主管中药师以上专业技术人员负责调剂复核工作，复核率应当达到100%。医院应当定期对中药饮片调剂质量进行抽查并记录检查结果。中药饮片调配每剂重量误差应当在±5%以内。

罂粟壳不得单方发药，必须凭有麻醉药处方权的执业医师签名的淡红色处方方可调配，每张处方不得超过三日用量，连续使用不得超过七天，成人一次的常用量为每天3～6g。处方保存三年备查。

考点3 ★ 毒性中药饮片定点生产和经营管理的规定

1.国家药品监督管理部门对毒性中药材的饮片，实行统一规划，合理布局，定点生产。毒性中药材的饮片定点生产原则如下：

（1）对于市场需求量大，毒性药材生产较多的地区定点要合理布局，相对集中，按省区确定2～3个定点企业。

（2）对于一些产地集中的毒性中药材品种，如朱砂、雄黄、附子等，要全国集中统一定点生产，供全国使用。逐步实现以毒性中药材主产区为中心择优定点。

（3）毒性中药材的饮片定点生产企业，要符合《医疗用毒性药品管理办法》等规范要求。

2.包装要有突出、鲜明的毒药标志。定点生产的毒性中药饮片，应销往具有经营毒性中药饮片资格的经营单位或直销到医疗单位。

3. 具有经营毒性中药资格的企业采购毒性中药饮片，必须从持有毒性中药材的饮片定点生产证的中药饮片生产企业和具有经营毒性中药资格的批发企业购进，严禁从非法渠道购进毒性中药饮片。

毒性中药饮片必须按照国家有关规定，实行专人、专库（柜）、专账、专用衡器，双人双锁保管。做到账、货、卡相符。

第四节 中成药与医疗机构中药制剂管理

考点1★★ 中药品种保护的目的和意义

《药品管理法》明确规定国家实行中药品种保护制度。《中药品种保护条例》规定，国家鼓励研制开发临床有效的中药品种，对质量稳定、疗效确切的中药品种实行分级保护制度。另外，《中医药法》规定国家建立中医药传统知识保护数据库、保护名录和保护制度。中医药传统知识持有人对其持有的中医药传统知识享有传承使用的权利，对他人获取、利用其持有的中医药传统知识享有知情同意和利益分享等权利。国家对经依法认定属于国家秘密的传统中药处方组成和生产工艺实行特殊保护。

考点 2 ★ 《中药品种保护条例》的适用范围

适用于中国境内生产制造的中药品种,包括中成药、天然药物的提取物及其制剂和中药人工制品。

申请专利的中药品种,依照专利法的规定办理,不适用本条例。

考点 3 ★★★ 中药保护品种的范围和等级划分

1. 受保护的中药品种,必须是列入国家药品标准的品种。

2. 对受保护的中药品种分为一级和二级进行管理。中药一级保护品种的保护期限分别为 30 年、20 年、10 年,中药二级保护品种的保护期限为 7 年。

申请中药一级保护品种应具备的条件:符合下列条件之一的中药品种,可以申请一级保护。①对特定疾病有特殊疗效的。②相当于国家一级保护野生药材物种的人工制成品。③用于预防和治疗特殊疾病的。

申请中药二级保护品种应具备的条件：符合下列条件之一的中药品种，可以申请二级保护。①符合上述一级保护的品种或者已经解除一级保护的品种。②对特定疾病有显著疗效的。③从天然药物中提取的有效物质及特殊制剂。

考点4 ★ 中药保护品种的保护措施

1. 中药一级保护品种的保护措施

（1）该品种的处方组成、工艺制法在保护期内由获得《中药保护品种证书》的生产企业和有关的药品监督管理部门、单位和个人负责保密，不得公开。

（2）向国外转让中药一级保护品种的处方组成、工艺制法，应当按照国家有关保密的规定办理。

（3）因特殊情况需要延长保护期的，由生产企业在该品种保护期满前6个月，依照中药品种保护的申请办理程序申报。由国家药品监督管理部门确定延长的保护期限，不得超过第一次批准的保护期限。

2. 中药二级保护品种的保护措施　中药二级保护品种在保护期满后可以延长保护期限，时间为7年，由生产企业在该品种保护期满前6个月，依据条例规定的程序申报。

3. 其他规定 除临床用药紧张的中药品保护品种另有规定外,被批准保护的中药品种在保护期内仅限于已获得《中药保护品种证书》的企业生产。

考点 5 ★★ 中药注射剂管理

中药注射剂临床使用基本原则

(1) 选用中药注射剂应严格掌握适应证,合理选择给药途径。

(2) 辨证施药,严格掌握功能主治。

(3) 严格掌握用法用量及疗程。

(4) 严禁混合配伍,谨慎联合用药。中药注射剂应单独使用,禁忌与其他药品混合配伍使用。

(5) 用药前应仔细询问过敏史,对过敏体质者应慎用。

(6) 对老人、儿童、肝肾功能异常患者等特殊人群和初次使用中药注射剂的患者应慎重使用,加强监测。

(7) 加强用药监护,特别是开始 30 分钟。

考点 6 ★★ 古代经典名方中药复方中药制剂的管理

古代经典名方具体目录由国务院中医药主管部门会同药品监督管理部门制定。

来源于国家公布目录中的古代经典名方且无上市品种(已按规定简化注册审批上市的品种除外)的中医复方制剂申请上市,符合以下条件的,实施简化注册审批:①处方中不含配伍禁忌或药品标准中标识有"剧毒""大毒"及经现代毒理学证明有毒性的药味。②处方中药味及所涉及的药材均有国家药品标准。③制备方法与古代医籍记载基本一致。④除汤剂可制成颗粒剂外,剂型应当与古代医籍记载一致。⑤给药途径与古代医籍记载一致,日用饮片量与古代医籍记载相当。⑥功能主治应当采用中医术语表述,与古代医籍记载基本一致。⑦适用范围不包括传染病,不涉及孕妇、婴幼儿等特殊用药人群。

符合条件要求的经典名方制剂申请上市,可仅提供药学及非临床安全性研究资料,免报药效学研究及临床试验资料。经典名方制剂的药品名称原则上应当与古代医籍中的方剂名称相同。说明书中须说明处方及功能主治的具体来源,注明处方药味日用剂量,明确本品仅作为出处方药供中医临床使用。

考点7★★★ 医疗机构中药制剂管理

国家支持医疗机构应用传统工艺配制中药制剂,支持以中药制剂为基础研制中药新药。

(1)医疗机构配制中药制剂,应取得《医疗机构制剂许可证》，或者委托取得《药品生产许可证》的药品生产企业、取得《医疗机构制剂许可证》的其他医疗机构配制中药制剂。

（2）医疗机构配制的中药制剂品种，应当依法取得制剂批准文号。但是，仅应用传统工艺配制的中药制剂品种，向医疗机构所在地省、自治区、直辖市人民政府药品监督管理部门备案后即可配制，不需要取得制剂批准文号。

（3）属于下列情形之一的，不得备案：①《医疗机构制剂注册管理办法（试行）》中规定的不得作为医疗机构制剂申报的情形；②与市场上已有供应品种相同处方的不同剂型品种；③中药配方颗粒；④其他不符合国家有关规定的制剂。

（4）传统中药制剂备案号格式为：× 药制备字 Z+4 位年号 +4 位顺序号 +3 位变更顺序号（首次备案 3 位变更顺序号为 000）。"×"为省份简称。

（5）传统中药制剂不得在市场上销售或者变相销售，不得发布医疗机构制剂广告。传统中药制剂限于取得该制剂品种备案号的医疗机构使用，一般不得调剂使用。

第七章 特殊管理的药品管理

第一节 麻醉药品和精神药品的管理

考点1 ★ 麻醉药品和精神药品的界定和专有标志

麻醉药品是指连续使用后易产生身体依赖性、能成瘾癖的药品。《麻醉药品和精神药品管理条例》所称麻醉药品是指列入麻醉药品目录的药品和其他物质。

精神药品是指直接作用于中枢神经系统,使之兴奋或抑制,连续使用可产生依赖性的药品。《麻醉药品和精神药品管理条例》所称精神药品,是指列入精神药品目录的药品和其他物质。

精神药品的分类。依据精神药品使人体产生的依赖性和危害人体健康的程度,精神药品分为第一类精神药品和第二类精神药品。

国务院药品监督管理部门规定的麻醉药品专用标志样式如图7-1所示(颜色:天蓝色与白色相间),精神药品的专用标志样式如图7-2所示(颜色:绿色与白色相间)。

第七章　特殊管理的药品管理

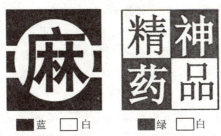

图 7-1 麻醉药品专用标志　图 7-2 精神药品专用标志

考点 2 ★★　麻醉药品和精神药品的管理部门及职责

1. **国务院药品监督管理部门**负责全国麻醉药品和精神药品的监督管理工作，并会同国务院农业主管部门对麻醉药品药用原植物实施监督管理。省级药品监督管理部门负责本行政区域内麻醉药品和精神药品的监督管理工作。

2. **国务院公安部门**负责对造成麻醉药品药用原植物、麻醉药品和精神药品流入非法渠道的行为进行查处。县级以上地方公安机关负责对本行政区域内造成麻醉药品和精神药品流入非法渠道的行为进行查处。

考点 3 ★★★　我国生产和使用的麻醉药品和精神药品品种

1. 麻醉药品和精神药品目录由国务院药品监督管理部门会同国务院公安部门、国务院卫生主管部门制定、调整并公布。

2.《麻醉药品品种目录（2013版）》中我国生产及使用的品种及包括的制剂、提取物、提取物粉共有27个品种：可卡因、罂粟浓缩物（包括罂粟果提取物、罂粟果提取物粉）、二氢埃托啡、地芬诺酯、芬太尼、氢可酮、氢吗啡酮、美沙酮、吗啡（包括吗啡阿托品注射液）、阿片（包括复方樟脑酊、阿桔片）、羟考酮、哌替啶、瑞芬太尼、舒芬太尼、蒂巴因、可待因、右丙氧芬、双氢可待因、乙基吗啡、福尔可定、布桂嗪、罂粟壳。

说明：一是上述品种包括其可能存在的盐和单方制剂（除非另有规定）；二是上述品种包括其可能存在的化学异构体及酯、醚（除非另有规定）。

《条例》规定，麻醉药品目录中的罂粟壳只能用于中药饮片和中成药的生产以及医疗配方使用。

3.《精神药品品种目录（2013版）》中我国生产及使用的第一类精神药品有7个品种：哌醋甲酯、司可巴比妥、丁丙诺啡、γ-羟丁酸、氯胺酮、马吲哚、三唑仑。

目录中我国生产及使用的第二类精神药品有29个品种：异戊巴比妥、格鲁米特、喷他佐辛、戊巴比妥、阿普唑仑、巴比妥、氯氮䓬、氯硝西泮、地西泮、艾司唑仑、氟西泮、劳拉西泮、甲丙氨酯、咪达唑仑、硝西泮、奥沙西泮、匹莫林、苯巴比妥、唑吡坦、丁丙诺啡透皮贴剂、布托啡诺及其注射剂、咖啡因、安钠咖、地佐辛及其注射剂、麦角胺咖啡因片、氨酚氢可酮片、曲马多、扎来普隆、佐匹克隆。

说明：一是上述品种包括其可能存在的盐和单方制剂（除非另有规定）；二是上述品种包括其可能存在的化学异构体及酯、醚（除非另有规定）。

自 2015 年 5 月 1 日起，将含可待因复方口服液体（包括口服溶液剂、糖浆剂），列入第二类精神药品管理。

考点 4 ★ 生产总量控制

国家根据麻醉药品和精神药品的医疗、国家储备和企业生产所需原料的需要确定需求总量，对麻醉药品药用原植物的种植、麻醉药品和精神药品的生产实行总量控制。

麻醉药品和精神药品的年度生产计划，是由国务院药品监督管理部门根据麻醉药品和精神药品的需求总量制定。

麻醉药品药用原植物年度种植计划，是由国务院药品监督管理部门和国务院农业主管部门根据麻醉药品年度生产计划，共同制定。

考点 5 ★ 定点生产和销售渠道限制

1. 为严格麻醉药品和精神药品生产管理，国家对麻醉药品和精神药品实行定点生产制度。

2.麻醉药品、精神药品生产，由省级药品监督管理部门审批。

3.定点生产企业应当严格按照麻醉药品和精神药品年度生产计划安排生产，并依照规定向所在地省级药品监督管理部门报告生产情况。经批准定点生产的麻醉药品、精神药品不得委托加工。

4.定点生产企业生产的麻醉药品和第一类精神药品原料药只能按照计划销售给制剂生产企业和经批准购用的其他单位，小包装原料药可以销售给全国性批发企业和区域性批发企业。

定点生产企业只能将麻醉药品和第一类精神药品制剂销售给全国性批发企业、区域性批发企业以及经批准购用的其他单位。

5.定点生产企业只能将第二类精神药品原料药销售给全国性批发企业、区域性批发企业、专门从事第二类精神药品批发业务的企业、第二类精神药品制剂生产企业以及经备案的其他需用第二类精神药品原料药的企业。

定点生产企业只能将第二类精神药品制剂销售给全国性批发企业、区域性批发企业、专门从事第二类精神药品批发业务的企业、第二类精神药品零售连锁企业、医疗机构或经批准购用的其他单位。

6.麻醉药品和精神药品定点生产企业销售麻

醉药品和精神药品不得使用现金交易。

考点 6 ★★　定点经营企业必备条件

1. 有符合《麻醉药品和精神药品管理条例》规定的麻醉药品和精神药品储存条件。

2. 有通过网络实施企业安全管理和向药品监督管理部门报告经营信息的能力。

3. 单位及其工作人员 2 年内没有违反有关禁毒的法律、行政法规规定的行为。

4. 符合国务院药品监督管理部门公布的定点批发企业布局。

5. 麻醉药品和第一类精神药品的定点批发企业，还应当具有保证供应责任区域内医疗机构所需麻醉药品和第一类精神药品的能力，并具有保证麻醉药品和第一类精神药品安全经营的管理制度。

考点 7 ★★★　定点经营资格审批

1. 跨省、自治区、直辖市从事麻醉药品和第一类精神药品批发业务的药品经营企业称为全国性批发企业，应当经国务院药品监督管理部门批准，并予以公布。

2. 在本省、自治区、直辖市行政区域内从事麻醉药品和第一类精神药品批发业务的药品经营企业称为区域性批发企业，应当经所在地省级药品监督管理部门批准,并予以公布。

3.专门从事第二类精神药品批发业务的药品经营企业,应当经所在地省级药品监督管理部门批准,并予以公布。

仅取得第二类精神药品经营资格的药品批发企业,只能从事第二类精神药品批发业务。

4.从事麻醉药品和第一类精神药品批发业务的全国性批发企业、区域性批发企业,可以从事第二类精神药品批发业务。

5.经所在地设区的市级药品监督管理部门批准,实行统一进货、统一配送、统一管理的药品零售连锁企业可以从事第二类精神药品零售业务。

考点8 ★★★ 购销和零售管理

1.购进渠道管理

(1)全国性批发企业,应当从定点生产企业购进麻醉药品和第一类精神药品。

(2)区域性批发企业,可以从全国性批发企业购进麻醉药品和第一类精神药品,区域性批发企业从定点生产企业购进麻醉药品和第一类精神药品制剂,须经所在地省级药品监督管理部门批准。

(3)从事第二类精神药品批发业务的企业,可以从第二类精神药品定点生产企业、具有第二类精神药品经营资格的定点批发企业(全国性批发企业、区域性批发企业、其他专门从事第二类精神药品批发业务的企业）购进第二类精神药品。

2. 销售渠道管理

（1）全国性批发企业在确保责任区内区域性批发企业供药的基础上，可以在全国范围内向其他区域性批发企业销售麻醉药品和第一类精神药品。

（2）全国性批发企业向取得麻醉药品和第一类精神药品使用资格的医疗机构销售麻醉药品和第一类精神药品，须经医疗机构所在地省级药品监督管理部门批准。

（3）区域性批发企业在确保责任区内医疗机构供药的基础上，可以在本省行政区域内向其他医疗机构销售麻醉药品和第一类精神药品。

（4）由于特殊地理位置的原因，区域性批发企业需要就近向其他省、自治区、直辖市行政区域内取得麻醉药品和第一类精神药品使用资格的医疗机构销售麻醉药品和第一类精神药品的，应当经企业所在地省级药品监督管理部门批准。

（5）区域性批发企业之间因医疗急需、运输困难等特殊情况需要调剂麻醉药品和第一类精神药品的，应当在调剂后2日内将调剂情况分别报所在地省级药品监督管理部门备案。

（6）从事第二类精神药品批发业务的企业，可以将第二类精神药品销售给定点生产企业、具有第二类精神药品经营资格的药品批发企业、医疗机构、从事第二类精神药品零售的药品零售连锁企业。

3. 销售配送要求

（1）全国性批发企业和区域性批发企业向医疗机构销售麻醉药品和第一类精神药品，应当将药品送至医疗机构。医疗机构不得自行提货。

（2）企业销售出库的第二类精神药品不允许购货单位自提，须由供货企业将药品送达医疗机构库房或购买方注册的仓库地址。

（3）药品零售连锁企业对其所属的经营第二类精神药品的门店，应当严格执行统一进货、统一配送和统一管理。药品零售连锁企业门店所零售的第二类精神药品，应当由本企业直接配送，不得委托配送。

4. 其他管理规定

（1）企业、单位之间购销麻醉药品和精神药品一律禁止使用现金进行交易。

（2）全国性批发企业、区域性批发企业在销售麻醉药品和第一类精神药品时，应当建立购买方销售档案，内容包括：购买方的合法资质文件复印件，企业法定代表人、主管麻醉药品和第一类精神药品负责人、采购人员及其联系方式，采购人员身份证明及法人委托书。

（3）全国性批发企业、区域性批发企业向其他企业、单位销售麻醉药品和第一类精神药品时，应当核实企业或单位资质文件、采购人员身份证明，核实无误后方可销售。

（4）全国性批发企业、区域性批发企业和专门从事第二类精神药品批发业务的企业在向其他企业、单位销售第二类精神药品时，应当核实企业或单位资质文件、采购人员身份证明，核实无误后方可销售。

5.麻醉药品和精神药品零售规定

（1）麻醉药品和第一类精神药品不得零售。除经批准的药品零售连锁企业外，其他药品零售企业不得从事第二类精神药品零售活动。

（2）第二类精神药品零售企业应当凭执业医师开具的处方，按规定剂量销售第二类精神药品，并将处方保存2年备查。

零售第二类精神药品时，处方应经执业药师或其他依法经过资格认定的药学技术人员复核；第二类精神药品一般每张处方不得超过7日常用量，禁止超剂量或者无处方销售第二类精神药品。

（3）第二类精神药品零售企业不得向未成年人销售第二类精神药品。在难以确定购药者是否为未成年人的情况下，可查验购药者身份证明。

（4）罂粟壳，必须凭盖有乡镇卫生院以上医疗机构公章的医生处方配方使用，不准生用，严禁单味零售，处方保存3年备查。

考点 9 ★★★ 使用审批和印鉴卡管理

1. 使用审批

(1) 药品生产企业需要以麻醉药品和第一类精神药品为原料生产普通药品的,应当向所在地省级药品监督管理部门报送年度需求计划,由省级药品监督管理部门汇总报国务院药品监督管理部门批准后,向定点生产企业购买。

(2) 药品生产企业需要以第二类精神药品为原料生产普通药品的,应当将年度需求计划报所在地省级药品监督管理部门,并向定点批发企业或者定点生产企业购买。

(3) 食品、食品添加剂、化妆品、油漆等非药品生产企业需要使用咖啡因作为原料的,应当经所在地省级药品监督管理部门批准,向定点批发企业或者定点生产企业购买。

(4) 科学研究、教学单位需要使用麻醉药品和精神药品开展实验、教学活动的,应当经所在地省级药品监督管理部门批准,向定点批发企业或者定点生产企业购买。

(5) 医疗机构需要使用麻醉药品和第一类精神药品的,应当经所在地设区的市级卫生主管部门批准,取得麻醉药品、第一类精神药品购用印鉴卡(以下称印鉴卡)。

医疗机构应当凭印鉴卡向本省、自治区、直辖市行政区域内的定点批发企业购买麻醉药品和第一类精神药品。

（6）设区的市级卫生主管部门发给医疗机构印鉴卡时，应当将取得印鉴卡的医疗机构情况抄送所在地设区的市级药品监督管理部门，并报省级卫生主管部门备案。

省级卫生主管部门应当将取得印鉴卡的医疗机构名单向本行政区域内的定点批发企业通报。

2. 印鉴卡管理

（1）取得印鉴卡的必备条件

1）有与使用麻醉药品和第一类精神药品相关的诊疗科目。

2）具有经过麻醉药品和第一类精神药品培训的、专职从事麻醉药品和第一类精神药品管理的药学专业技术人员。

3）有获得麻醉药品和第一类精神药品处方资格的执业医师。

4）有保证麻醉药品和第一类精神药品安全储存的设施和管理制度。

（2）印鉴卡有效期为3年。印鉴卡有效期满前3个月，医疗机构应当向市级卫生行政部门重新提出申请。

印鉴卡有效期满需换领新卡的医疗机构，还应当提交原印鉴卡有效期期间内麻醉药品、第一类精神药品使用情况。

（3）当印鉴卡中医疗机构名称、地址、医疗机构法人代表（负责人）、医疗管理部门负责人、药学部门负责人、采购人员等项目发生变更时，医疗机构应当在变更发生之日起3日内到市级卫生行政部门办理变更手续。

考点10 ★★　处方资格及处方管理

1. 执业医师取得麻醉药品和第一类精神药品的处方资格后，方可在本医疗机构开具麻醉药品和第一类精神药品处方，但不得为自己开具该种处方。

2. 医疗机构应当对麻醉药品和精神药品处方进行专册登记，加强管理。麻醉药品处方至少保存3年，精神药品处方至少保存2年。

考点11 ★★　借用和配制规定

1. 医疗机构抢救病人急需麻醉药品和第一类精神药品而本医疗机构无法提供时，可以从其他医疗机构或者定点批发企业紧急借用；抢救工作结束后，应当及时将借用情况报所在地设区的市级药品监督管理部门和卫生主管部门备案。

2. 对临床需要而市场无供应的麻醉药品和精神药品，持有医疗机构制剂许可证和印鉴卡的医疗机构需要配制制剂的，应当经所在地省级药品监督管理部门批准。

医疗机构配制的麻醉药品和精神药品制剂只

能在本医疗机构使用，不得对外销售。

3. 乡镇卫生院以上医疗机构应加强对购进罂粟壳的管理，严格凭执业医师处方调配使用。

考点 12 ★★ 麻醉药品与第一类精神药品的储存

1. 专库储存　定点生产企业、全国性批发企业和区域性批发企业应当设置储存麻醉药品和第一类精神药品的专库，专库的要求是：安装专用防盗门，实行双人双锁管理；具有相应的防火设施；具有监控设施和报警装置，报警装置应当与公安机关报警系统联网。

麻醉药品和第一类精神药品的使用单位应当设立专库或者专柜储存麻醉药品和第一类精神药品。专库应当设有防盗设施并安装报警装置；专柜应当使用保险柜。专库和专柜应当实行双人双锁管理。

2. 专人专账管理　定点生产企业、全国性批发企业和区域性批发企业、麻醉药品和第一类精神药品的使用单位，应当配备专人负责管理工作，并建立储存麻醉药品和第一类精神药品的专用账册。

专用账册的保存期限应当自药品有效期期满之日起不少于 5 年。

3. 双人验收复核　麻醉药品和第一类精神药品入出库实行双人核查制度，药品入库须双人验收,出库须双人复核,做到账物相符。

4.**不合格品处理** 对因破损、变质、过期而不能销售的麻醉药品和精神药品品种,应清点登记造册,单独妥善保管,并及时向所在地县级以上药品监督管理部门申请销毁。

药品销毁必须经所在地县级以上药品监督管理部门批准,并在其监督下销毁。药品销毁应有记录并由监销人员签字,存档备查,企业或使用单位不得擅自处理。

考点 13 ★★ 第二类精神药品的储存

1. 第二类精神药品经营企业,应当在药品库房中设立独立的专库或者专柜储存第二类精神药品,并建立专用账册,实行专人管理。

专用账册的保存期限应当自药品有效期期满之日起不少于5年。

2. 第二类精神药品的入库、出库,必须核查数量,做到准确无误。

3. 对因破损、变质、过期而不能销售的第二类精神药品品种,应清点登记造册,单独妥善保管,并及时向所在地县级以上药品监督管理部门申请销毁。企业不得擅自销毁。

考点 14 ★★ 运输和邮寄管理

1. 托运或自行运输麻醉药品和第一类精神药

品的单位，应当向所在地设区的市级药品监督管理部门申请领取《麻醉药品、第一类精神药品运输证明》（简称运输证明）。运输第二类精神药品无需办理运输证明。

（1）运输证明有正本和副本，正本1份，副本可根据实际需要申领若干份，必要时可增领副本。

（2）运输证明有效期为1年（不跨年度）。运输证明应当由专人保管，不得涂改、转让、转借。

托运单位办理麻醉药品和第一类精神药品运输手续时，应当将运输证明副本交付承运单位。没有运输证明或者货物包装不符合规定的，承运单位不得承运。运输证明副本应随货同行以备查验，在运输途中承运单位必须妥善保管运输证明副本，不得遗失。货物到达后，承运单位应将运输证明副本递交收货单位。

2. 麻醉药品和精神药品可以邮寄。麻醉药品和精神药品的寄件单位应事先向所在地设区的市级药品监督管理部门申请办理《麻醉药品、精神药品邮寄证明》（简称邮寄证明）。邮寄证明一证一次有效。没有邮寄证明的不得收寄。邮寄证明保存1年备查。

考点 15 ★　企业间药品运输信息管理要求

定点生产企业、全国性批发企业和区域性批发企业之间运输麻醉药品、第一类精神药品时，发货单位在发货前应当向所在地省级药品监督管理部门报送本次运输货物的相关信息。

1.属于跨省、自治区、直辖市运输的，发货单位还应事先向收货单位所在地省级药品监督管理部门报送发运货物信息（包括发货人、收货人、货物品名、数量）。发货单位所在地药品监督管理部门也应按规定向收货单位所在地的同级药品监督管理部门通报。

2.属于在本省、自治区、直辖市行政区域内运输的，发货单位还应事先向收货单位所在地设区的市级药品监督管理部门报送发运货物信息。发货单位所在地药品监督管理部门也应按规定向收货单位所在地设区的市级药品监督管理机构通报。

第二节　医疗用毒性药品的管理

考点 1 ★　医疗用毒性药品界定和专用标志

医疗用毒性药品（简称毒性药品），是指毒性剧烈，治疗剂量与中毒剂量相近，使用不当会致人中毒或死亡的药品。

医疗用毒性药品的标志样式,如图7-3所示(颜色:黑白相间,黑底白字)。

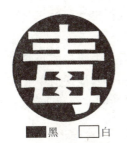

图7-3 医疗用毒性药品的标志样式

考点2 ★★ 医疗用毒性药品的品种

1.毒性药品中药品种共27种 砒石(红砒、白砒)、砒霜、水银、生马钱子、生川乌、生草乌、生白附子、生附子、生半夏、生南星、生巴豆、斑蝥、青娘虫、红娘子、生甘遂、生狼毒、生藤黄、生千金子、生天仙子、闹羊花、雪上一枝蒿、白降丹、蟾酥、洋金花、红粉、轻粉、雄黄。

说明:上述中药品种是指原药材和饮片,不含制剂。

2.毒性药品西药品种共13种 去乙酰毛花苷丙、阿托品、洋地黄毒苷、氢溴酸后马托品、三氧化二砷、毛果芸香碱、升汞、水杨酸毒扁豆碱、氢溴酸东莨菪碱、亚砷酸钾、士的宁、亚砷酸注射液、A型肉毒毒素及其制剂。

说明:一是上述西药品种除亚砷酸注射液、A型肉毒毒素制剂以外的毒性西药品种是指原料药;二是上述西药品种士的宁、阿托品、毛果芸香碱等包括其盐类化合物。

考点3 ★ 生产、经营资格管理

1. 毒性药品的生产是由药品监督管理部门指定的药品生产企业承担，未取得毒性药品生产许可的企业，不得生产毒性药品。

2. 毒性药品的收购和经营，由药品监督管理部门指定的药品经营企业承担，其他任何单位或者个人均不得从事毒性药品的收购、经营业务。

考点4 ★★ 毒性药品的生产、经营要求

1. 毒性药品年度生产、收购、供应和配制计划，由省级药品监督管理部门根据医疗需要制定并下达。

2. 毒性药品的生产企业须按审批的生产计划进行生产，不得擅自改变生产计划，自行销售。严防毒性药品与其他药品混杂。

每次配料，必须经二人以上复核无误，并详细记录每次生产所用原料和成品数，经手人要签字备查。标示量要准确无误，包装容器要有毒药标志。

3. 生产毒性药品及其制剂，必须严格执行生产工艺操作规程，投料应在本企业药品检验人员的监督下准确投料，并建立完整的生产记录，保存5年备查。

4. 加工炮制毒性中药，必须按照国家药品标

准进行炮制;国家药品标准没有规定的,必须按照省级药品监督管理部门制定的炮制规范进行炮制。药材符合药用要求的,方可供应、配方和用于中成药生产。

考点 5 ★ 储存与运输要求

收购、经营、加工、使用毒性药品的单位必须建立健全保管、验收、领发、核对等制度,严防收假、发错,严禁与其他药品混杂。

储存毒性药品的专库或专柜,其条件要求与储存麻醉药品的专库条件相同,毒性药品可与麻醉药品存放在同一专用库房或专柜。专库或专柜加锁并由专人保管,做到双人双锁管理,专账记录。

考点 6 ★ A 型肉毒毒素的管理

为加强对 A 型肉毒毒素的监督管理,原国家药品监督管理局、原卫生部发布《关于将 A 型肉毒毒素列入毒性药品管理的通知》,决定将 A 型肉毒毒素及其制剂列入毒性药品管理。2016 年 6 月 24 日,国家食品药品监督管理总局办公厅发布《关于加强注射用 A 型肉毒毒素管理的通知》,要求药品生产经营企业切实加强注射用 A 型肉毒毒素购销管理,防止注射用 A 型肉毒毒素从合法渠道流入非法从事美容业务的机构,防止假药进入合法渠道。

考点 7 ★★★　使用和调配要求

1. 配方用药由有关药品零售企业、医疗机构负责供应。其他任何单位或者个人均不得从事毒性药品的配方业务。

2. 医疗机构供应和调配毒性药品，须凭执业医师签名的正式处方。具有毒性药品经营资格的零售药店，供应和调配毒性药品时，须凭盖有执业医师所在的医疗机构公章的正式处方。每次处方剂量不得超过二日极量。

3. 调配处方时，必须认真负责，计量准确，按医嘱注明要求，并由配方人员及具有药师以上技术职称的复核人员签名盖章后方可发出。对处方未注明"生用"的毒性中药，应当付炮制品。如发现处方有疑问时，须经原处方医生重新审定后再行调配。处方一次有效，取药后处方保存二年备查。

考点 8 ★　科研和教学单位所需毒性药品的调配规定

科研和教学单位所需的毒性药品，必须持本单位的证明信，经单位所在地县级以上药品监督管理部门批准后，供应单位方能发售。

第三节 药品类易制毒化学品的管理

考点1 ★ 药品类易制毒化学品界定

易制毒化学品,是指国家规定管制的可用于制造麻醉药品和精神药品的前体、原料和化学配剂等物质,流入非法渠道又可用于制造毒品。

药品类易制毒化学品,是指《易制毒化学品管理条例》中所确定的麦角酸、麻黄素等物质。

考点2 ★★ 药品类易制毒化学品品种与分类

药品类易制毒化学品分为两类,即:麦角酸和麻黄素等物质。药品类易制毒化学品品种目录(2010版)所列物质有:

麦角酸;麦角胺;麦角新碱;麻黄素、伪麻黄素、消旋麻黄素、去甲麻黄素、甲基麻黄素、麻黄浸膏、麻黄浸膏粉等麻黄素类物质(麻黄素也称为麻黄碱)。

需要说明两点:一是上述所列物质包括可能存在的盐类;二是药品类易制毒化学品包括原料药及其单方制剂。

考点3 ★ 药品类易制毒化学品的管理

1. 药品类易制毒化学品的生产许可,由企业所在地省级药品监督管理部门审批。药品类易制毒化学品以及含有药品类易制毒化学品的制剂不得委托生产。

2.药品类易制毒化学品单方制剂和小包装麻黄素,纳入麻醉药品销售渠道经营,仅能由麻醉药品全国性批发企业和区域性批发企业经销,不得零售。

3.国家对药品类易制毒化学品实行购买许可制度。

《购用证明》由国家药品监督管理部门统一印制,有效期为3个月。

《购用证明》只能在有效期内一次使用。《购用证明》不得转借、转让。

4.药品类易制毒化学品原料药的购销要求。

(1)购买药品类易制毒化学品原料药的,必须取得《购用证明》。

(2)药品类易制毒化学品经营企业之间不得购销药品类易制毒化学品原料药。

5.药品类易制毒化学品单方制剂和小包装麻黄素的购销要求。

(1)药品类易制毒化学品生产企业应当将药品类易制毒化学品单方制剂(如盐酸麻黄碱片、盐酸麻黄碱注射液、盐酸麻黄碱滴鼻液等)和小包装麻黄素销售给麻醉药品全国性批发企业。

(2)麻醉药品区域性批发企业之间不得购销

药品类易制毒化学品单方制剂和小包装麻黄素。

（3）麻醉药品区域性批发企业之间因医疗急需等特殊情况需要调剂药品类易制毒化学品单方制剂的，应当在调剂后 2 日内将调剂情况分别报所在地省级药品监督管理部门备案。

6. 药品类易制毒化学品禁止使用现金或者实物进行交易。

7. 药品类易制毒化学品生产企业、经营企业销售药品类易制毒化学品，应当逐一建立购买方档案。

购买方为医疗机构的，档案应当包括医疗机构麻醉药品、第一类精神药品购用印鉴卡复印件和销售记录。

8. 药品类易制毒化学品生产企业、经营企业销售药品类易制毒化学品时，应当核查采购人员身份证明和相关购买许可证明，经核查无误后方可销售，并保存核查记录。

第四节 含特殊药品复方制剂的管理

考点1 ★★ 含特殊药品复方制剂的品种范围

1. 口服固体制剂 每剂量单位：含可待因 ≤ 15mg 的复方制剂；含双氢可待因 ≤ 10mg 的复方制剂；含

羟考酮≤5mg 的复方制剂。具体品种：

（1）阿司待因片	（8）可待因桔梗片
（2）阿司可咖胶囊	（9）氯芬待因片
（3）阿司匹林可待因片	（10）洛芬待因缓释片
（4）氨酚待因片	（11）洛芬待因片
（5）氨酚待因片（Ⅱ）	（12）奈普待因片
（6）氨酚双氢可待因片	（13）愈创罂粟待因片
（7）复方磷酸可待因片	

2. 含可待因复方口服液体制剂（列入第二类精神药品管理）

（1）复方磷酸可待因溶液	（5）复方磷酸可待因糖浆
（2）复方磷酸可待因溶液（Ⅱ）	（6）可愈糖浆
（3）复方磷酸可待因口服溶液	（7）愈酚待因口服溶液
（4）复方磷酸可待因口服溶液（Ⅲ）	（8）愈酚伪麻待因口服溶液

3. 复方地芬诺酯片
4. 复方甘草片、复方甘草口服溶液
5. 含麻黄碱类复方制剂
6. 其他含麻醉药品口服复方制剂

（1）复方福尔可定口服溶液	（3）复方枇杷喷托维林颗粒
（2）复方福尔可定糖浆	（4）尿通卡克乃其片

7. 含曲马多口服复方制剂

第七章 特殊管理的药品管理

（1）复方曲马多片	（3）氨酚曲马多胶囊
（2）氨酚曲马多片	

考点 2 ★★ 含特殊药品复方制剂的经营管理

1. 药品批发企业从药品生产企业直接购进的复方甘草片、复方地芬诺酯片等含特殊药品复方制剂，可以将此类药品销售给其他批发企业、零售企业和医疗机构；如果从药品批发企业购进的，只能销售给本省（区、市）的药品零售企业和医疗机构。

2. 自 2015 年 5 月 1 日起，不具备第二类精神药品经营资质的企业不得再购进含可待因复方口服液体制剂。

自 2016 年 1 月 1 日起，生产和进口的含可待因复方口服液体制剂必须在其包装和说明书上印有规定的标识。

3. 药品零售企业销售含特殊药品复方制剂时，处方药应当严格执行处方药与非处方药分类管理有关规定，复方甘草片、复方地芬诺酯片列入必须凭处方销售的处方药管理，严格凭医师开具的处方销售；除处方药外，非处方药一次销售不得超过 5 个最小包装（含麻黄碱复方制剂另有规定除外）。

自 2015 年 5 月 1 日起，含可待因复方口服液体制剂（包括口服溶液剂和糖浆剂）已列入第二类精神药品管理。具有经营资质的药品零售企业，销售含可待因复方口服液体制剂时，必须凭医疗机构使用精神药品专用处方开具的处方销售，单方处方量不得超过 7 日常用量。

复方甘草片、复方地芬诺酯片应同含麻黄碱类复方制剂一并设置专柜由专人管理、专册登记，上述药品登记内容包括：药品名称、规格、销售数量、生产企业、生产批号。

4.药品生产企业和药品批发企业禁止使用现金进行含特殊药品复方制剂交易。

含麻黄碱类复方制剂不得委托生产。境内企业不得接受境外厂商委托生产含麻黄碱类复方制剂。

考点 3 ★ 含麻黄碱类复方制剂的经营行为管理

1.具有蛋白同化制剂、肽类激素定点批发资质的药品经营企业，方可从事含麻黄碱类复方制剂的批发业务。

2.药品批发企业销售含麻黄碱类复方制剂时，应当核实购买方资质证明材料、采购人员身份证明等情况，核实无误后方可销售，并跟踪核实药品到货情况，核实记录保存至药品有效期后一年备查。

3.除个人合法购买外，禁止使用现金进行含麻黄碱类复方制剂交易。

4.发现含麻黄碱类复方制剂购买方存在异常

情况时，应当立即停止销售，并向有关部门报告。

考点4 ★ 含麻黄碱类复方制剂的销售管理

1. 将单位剂量麻黄碱类药物含量大于30mg（不含30mg）的含麻黄碱类复方制剂，列入必须凭处方销售的处方药管理。

2. 含麻黄碱类复方制剂每个最小包装规格麻黄碱类药物含量口服固体制剂不得超过720mg，口服液体制剂不得超过800mg。

3. 药品零售企业销售含麻黄碱类复方制剂，应当查验购买者的身份证，并对其姓名和身份证号码予以登记。除处方药按处方剂量销售外，一次销售不得超过2个最小包装。

4. 药品零售企业不得开架销售含麻黄碱类复方制剂，应当设置专柜由专人管理、专册登记，登记内容包括药品名称、规格、销售数量、生产企业、生产批号、购买人姓名、身份证号码。

5. 药品零售企业发现超过正常医疗需求，大量、多次购买含麻黄碱类复方制剂的，应当立即向当地食品药品监管部门和公安机关报告。

第五节　兴奋剂的管理

考点1 ★ 兴奋剂目录和分类

1. 兴奋剂目录由国务院体育主管部门会同国

务院药品监督管理部门、国务院卫生主管部门、国务院商务主管部门和海关总署制定、调整并公布。现行兴奋剂目录是《2019年兴奋剂目录》。

2.《2019年兴奋剂目录》将兴奋剂品种分为七大类,共计344个品种(比2018年兴奋剂目录新增21个品种),具体品种详见《2018年兴奋剂目录》。该目录中品种类别分布如下。

(1)蛋白同化制剂品种85个。

(2)肽类激素品种65个。

(3)麻醉药品品种14个。

(4)刺激剂(含精神药品)品种74个。

(5)药品类易制毒化学品品种3个。

(6)医疗用毒性药品品种1个。

(7)其他品种(β受体阻滞剂、利尿剂等)102个。

说明:一是目录所列物质包括其可能存在的盐及光学异构体;二是目录所列物质中属于药品的,还包括其原料药及单方制剂;三是目录所列蛋白同化制剂品种包括其可能存在的盐、酯、醚及光学异构体。

考点2 ★ 含兴奋剂药品标签和说明书管理

《反兴奋剂条例》第17条规定,药品中含有兴奋剂目录所列禁用物质的,生产企业应当在包装标识或者产品说明书上注明"运动员慎用"字样。

考点 3 ★★　蛋白同化制剂、肽类激素的销售及使用管理

1. 蛋白同化制剂、肽类激素的生产企业或批发企业可以向药品零售企业销售肽类激素中的胰岛素。

2. 医疗机构只能凭依法享有处方权的执业医师开具的处方向患者提供蛋白同化制剂、肽类激素。处方应当保存 2 年。

3. 严禁药品零售企业销售胰岛素以外的蛋白同化制剂或其他肽类激素。药品零售企业必须凭处方销售胰岛素以及其他按规定可以销售的含兴奋剂药品。零售药店的执业药师应对购买含兴奋剂药品的患者或消费者提供用药指导。

第六节　疫苗的管理

考点 1 ★★★　疫苗的界定和分类

疫苗，是指为了预防、控制传染病的发生、流行，用于人体预防接种的疫苗类预防性生物制品。

疫苗分为两类，即：第一类疫苗和第二类疫苗。

第一类疫苗，是指政府免费向公民提供，公民应当依照政府的规定受种的疫苗，包括国家免

疫规划确定的疫苗，省、自治区、直辖市人民政府在执行国家免疫规划时增加的疫苗，以及县级以上人民政府或者其卫生主管部门组织的应急接种或者群体性预防接种所使用的疫苗。

第二类疫苗，是指由公民自费并且自愿受种的其他疫苗。

接种第一类疫苗是免费的，其费用由政府承担；接种第二类疫苗是收费的，其费用由受种者或者其监护人承担。

考点 2 ★★　疫苗流通管理

2016 年 4 月 23 日国务院公布的《国务院关于修改〈疫苗流通和预防接种管理条例〉的决定》（以下简称《决定》），针对山东济南非法经营疫苗系列案件暴露出来的第二类疫苗流通链条长等问题，改革了第二类疫苗流通方式，删除了《条例》原有的关于药品批发企业经批准可以经营疫苗的条款，不再允许药品批发企业经营疫苗。同时明确规定，疫苗的采购全部纳入省级公共资源交易平台；针对疫苗在储存、运输过程中因脱离冷链影响疫苗有效性等问题，《决定》进一步强化了疫苗全程冷链储存、运输等相关管理制度，明确配送责任，强化储存、运输的冷链管理，要求疫苗储存、运输的全过程应当始终处于规定的温度环境，不得脱离冷链并定时监测记录温度，按要求加贴温控标签，同时在疫苗接受环节增设了索要温度监测记录的义务；针对疫苗全程追溯制度不完善等问题，《决定》在现有疫苗购销、接种记录制度的基础上进一步规定，国家建立疫苗全程追溯制度。

考点3 ★★★　疫苗供应与销售范围和限制

1. 疫苗生产企业应当按照政府采购合同的约定，向省级疾病预防控制机构或者其指定的其他疾病预防控制机构供应第一类疫苗，不得向其他单位或者个人供应。

2. 第一类疫苗分发至接种单位采取逐级分发形式，特殊情况时有关疾病预防控制机构可以直接将第一类疫苗分发至接种单位。

（1）省级疾病预防控制机构负责第一类疫苗分发的组织工作。

（2）医疗卫生机构不得向其他单位或者个人分发第一类疫苗；分发第一类疫苗，不得收取任何费用。

（3）传染病暴发、流行时，县级以上地方人民政府或者其卫生主管部门需要采取应急接种措施的，设区的市级以上疾病预防控制机构可以直接向接种单位分发第一类疫苗。

3. 第二类疫苗的销售和供应。

（1）疫苗生产企业应当直接向县级疾病预防

控制机构配送第二类疫苗。

（2）县级疾病预防控制机构向接种单位供应第二类疫苗可以收取疫苗费用以及储存、运输费用。

考点 4 ★　疫苗购销证明文件

1. 疫苗生产企业在销售疫苗时，应当提供由药品检验机构依法签发的生物制品每批检验合格或者审核批准证明复印件，并加盖企业印章；销售进口疫苗的，还应当提供进口药品通关单复印件，并加盖企业印章。

2. 疾病预防控制机构、接种单位在接收或者购进疫苗时，应当向疫苗生产企业索取上述规定的证明文件，并保存至超过疫苗有效期2年备查。

3. 疫苗生产企业应当依照药品管理法和国务院药品监督管理部门的规定，建立真实、完整的销售记录，并保存至超过疫苗有效期2年备查。

4. 疾病预防控制机构应当依照国务院卫生主管部门的规定，建立真实、完整的购进、储存、分发、供应记录，做到票、账、货、款一致，并保存至超过疫苗有效期2年备查。

5. 疾病预防控制机构接受或者购进疫苗时应当索要疫苗储存、运输全过程的温度监测记录；对不能提供全过程温度监测记录或者温度控制不符合要求的，不得接收或者购进，并应当立即向药品监督管理部门、卫生主管部门报告。

考点 5 ★ 疫苗冷链管理要求

1. 省级疾病预防控制机构、疫苗生产企业应具备符合疫苗储存、运输温度要求的设施设备。

2. 疾病预防控制机构、接种单位、疫苗生产企业应按要求对储存疫苗的温度进行监测和记录。

3. 疾病预防控制机构、疫苗生产企业应对运输过程中的疫苗进行温度监测并记录。

4. 疫苗生产企业在销售疫苗时，疾病预防控制机构在供应或分发疫苗时，均应提供疫苗运输的设备、时间、温度记录等资料，以保证疫苗运输质量的可追溯性。

5. 疾病预防控制机构、疫苗生产企业应有专人对疫苗储存、运输设施设备进行管理和维护。

考点 6 ★★ 发现假劣或者质量可疑的疫苗的处理措施

疾病预防控制机构、接种单位、疫苗生产企业发现假劣或者质量可疑的疫苗，应当立即停止接种、分发、供应、销售，并立即向所在地的县级人民政府卫生主管部门和药品监督管理部门报告，不得自行处理。接到报告的卫生主管部门应当立即组织疾病预防控制机构和接种单位采取必要的应急处置措施，同时向上级卫生主管部门报告；接到报告的药品监督管理部门应当对假劣或者质量可疑的疫苗依法采取查封、扣押等措施。

疾病预防控制机构、接种单位对包装无法识别、超过有效期、脱离冷链、经检验不符合标准、来源不明的疫苗，应当如实登记，向所在地县级人民政府药品监督管理部门报告，由县级人民政府药品监督管理部门会同同级卫生主管部门按照规定监督销毁。疾病预防控制机构、接收单位应当如实记录销毁情况，销毁记录保存时间不得少于5年。

考点7 ★★ 疫苗全程追溯

《条例》规定，国家建立疫苗全程追溯制度。国务院药品监督管理部门会同国务院卫生主管部门制定统一的疫苗追溯体系技术规范。

疫苗生产企业、疾病预防控制机构、接种单位应当依照药品管理法、《条例》和国务院药品监督管理部门、卫生主管部门的规定建立疫苗追溯体系，如实记录疫苗的流通、使用信息，实现疫苗最小包装单位的生产、储存、运输、使用全过程可追溯。

第八章　药品标准与药品质量监督检验

第一节　药品标准管理

考点1★★　药品标准分类和效力

药品标准分为法定标准和非法定标准两种。法定标准是包括《中国药典》在内的国家药品标准;非法定标准有行业标准、企业标准等。法定标准属于强制性标准,是药品质量的最低标准,拟上市销售的任何药品都必须达到这个标准;企业标准只能作为企业的内控标准,各项指标均不得低于国家药品标准。

国家规定中药饮片和医疗机构制剂标准作为省级地方标准仍允许保留,可以作为有法律效力的药品标准。但对中药饮片,有国家药品标准的,必须按照国家药品标准炮制;国家药品标准没有规定的,才可以按照省级药品标准炮制。

考点2★★★　国家药品标准界定、类别

1.国家药品标准是国家对药品质量要求和检验方法所做的技术规定,是药品生产、供应、使

用、检验和管理共同遵循的法定依据。

国家药品标准包括《中华人民共和国药典》（简称《中国药典》）和国家药品监督管理部门颁布的其他药品标准。

2. 国家药品标准的类别。

（1）《中国药典》由国家药典委员会编纂，国家药品监督管理部门批准并颁布。《中国药典》是国家药品标准的核心，是具有法律地位的药品标准，拥有最高的权威性。从1985年起每5年修订颁布新版药典。

（2）国家药品监督管理部门颁布的其他药品标准。《国家食品药品监督管理局国家药品标准》（简称"局颁药品标准"，或"局颁标准"），也收载了国内已有生产、疗效较好，需要统一标准但尚未载入药典的品种，以及与药品质量指标、生产工艺和检验方法相关的技术指导原则和规范，也具有法律约束力，同样是检验药品质量的法定依据。

（3）药品注册标准是指国家药品监督管理部门批准给申请人特定药品的标准，生产该药品的生产企业必须执行该注册标准。药品注册标准不得低于《中国药典》的规定。进口药品获得进口注册许可后，也必须执行进口药品的注册标准。

考点3 ★ 药品标准的制定原则

1. 坚持质量第一，体现"安全有效、技术先进、经济合理"的原则。
2. 有针对性地制定检测项目，切实加强对药品内在质量的控制。
3. 根据"准确、灵敏、简便、迅速"的原则选择并规定检测、检验方法。
4. 标准规定的各种限量应结合实践。

第二节　药品说明书和标签管理

考点1 ★ 药品说明书和标签的界定和作用

药品说明书和标签，是药品外在质量的主要体现，是传递药品信息，指导医师用药和消费者购买使用药品，以及药师开展合理用药咨询的主要依据之一。

药品包装必须按照规定印有或者贴有标签并附有说明书。标签或者说明书上必须注明药品的通用名称、成分、规格、生产企业、批准文号、产品批号、生产日期、有效期、适应症或者功能主治、用法、用量、禁忌、不良反应和注意事项。药品说明书和标签是介绍药品特性、指导合理用药和普及医药知识，告知正确贮存、保管和运输药品的重要媒介，起着信息准确传递的作用。

考点 2 ★★　药品说明书、标签的印制和文字表述要求

1.药品说明书和标签由国家药品监督管理部门予以核准，药品生产企业印制时，应当按照国家药品监督管理部门规定的格式和要求、根据核准的内容印制说明书和标签，不得擅自增加或删改原批准的内容。药品的标签应当以说明书为依据，其内容不得超出说明书的范围，不得印有暗示疗效、误导使用和不适当宣传产品的文字和标识。

2.药品说明书和标签的文字表述应当科学、规范、准确，并跟踪药品上市后的安全性和有效性情况，及时提出修改药品说明书的申请。

3.麻醉药品、精神药品、医疗用毒性药品、放射性药品、外用药品和非处方药品等国家规定有专用标识的，其说明书和标签必须印有规定的标识。

4.根据《反兴奋剂条例》，药品中含有兴奋剂目录所列禁用物质的，其说明书或者标签应当注明"运动员慎用"字样。

考点 3 ★★　药品名称和注册商标的标注和使用要求

1. 药品通用名称　应当显著、突出，其字体、字号和颜色必须符合：①对于横版标签，必须在

上三分之一范围内显著位置标出；对于竖版标签，必须在右三分之一范围内显著位置标出；除因包装尺寸的限制而无法同行书写的，不得分行书写。②不得选用草书、篆书等不易识别的字体，不得使用斜体、中空、阴影等形式对字体进行修饰。③字体颜色应当使用黑色或者白色，不得使用其他颜色。浅黑、灰黑、亮白、乳白等黑、白色号均可使用，但要与其背景形成强烈反差的要求。

2. 药品商品名称 药品商品名称不得与通用名称同行书写，其字体和颜色不得比通用名称更突出和显著，其字体以单字面积计不得大于通用名称所用字体的二分之一。

3. 注册商标 药品说明书和标签中禁止使用未经注册的商标以及其他未经国家药品监督管理部门批准的药品名称。药品标签使用注册商标的，应当印刷在药品标签的边角，含文字的注册商标，其字体以单字面积计不得大于通用名称所用字体的四分之一。

考点4 ★★ 外用药品的标识

外用药品标识为红色方框底色内标注白色"外"字，样式：外。药品标签中的外用药标识应当彩色印制，说明书中的外用药品标识可以单色印制。

考点 5 ★★★　说明书的编写、修改要求

药品说明书由药品生产企业依照国家规定的格式要求，以及批准的内容编写，上市销售药品的最小包装中应附有药品说明书。

药品说明书对疾病名称、药学专业名词、药品名称、临床检验名称和结果的表述，应当采用国家统一颁布或规范的专用词汇，度量衡单位应当符合国家标准的规定。药品说明书应当列出全部活性成分或者组方中的全部中药药味。注射剂和非处方药还应当列出所用的全部辅料名称。药品处方中含有可能引起严重不良反应的成分或者辅料的，应当予以说明。

药品说明书应当充分包含药品不良反应信息，详细注明药品不良反应。

考点 6 ★　药品说明书的编写要点

药品说明书的编写要点包括：

（1）药品名称：有时一种药品可以有通用名、商品名。

（2）批准文号、生产批号、有效期或失效期：目前药品批准文号为"国药准字"+"字母"+"八位数字"（如国药准字 H20050903），生产批号表示具体生产日期，有效期或失效期为药品质量可以保证的期限。

（3）药品成分：若是复方制剂则标明主要成分。

（4）适应症或功能主治：化学药品标"适应症"，中药标"功能主治"。

（5）用法用量：如果没有特别说明，一般标明的剂量为成年人的常用剂量，并以药品的含量为单位，若小儿或老人使用须按规定折算使用。

（6）药品不良反应及副作用：药品的各种不良反应包含在这一栏中。

（7）注意事项或禁忌：安全剂量范围小的药品必标此栏，注意事项还包括孕妇、哺乳期、慢性病等特殊患者应注意的内容，以及其他药品合用的禁忌等。

（8）贮存：若需特殊贮藏条件的药品，则在此栏标明，如避光、冷藏等。

（9）规格：包括药品最小计算单位的含量及每个包装所含药品的数量。

考点7 ★★★　药品说明书格式和书写要求

1. "核准和修改日期"。核准日期为国家药品监督管理部门批准该药品注册的时间。修改日期为此后历次修改的时间。核准和修改日期应当印制在说明书首页左上角。修改日期位于核准日期下方，按时间顺序逐行书写。

2. "特殊药品、非处方药、外用药品标识"等专用标识（如有的话）在说明书首页右上方标注。

3."说明书标题""×××说明书"，其中的"×××"是指该药品的通用名称。

（1）如果是处方药，则必须标注"请仔细阅读说明书并在医师指导下使用"，并印制在说明书标题下方。

（2）如果是非处方药，则必须标注"请仔细阅读说明书并按说明使用或在药师指导下购买和使用"，并印制在说明书标题下方，该忠告语采用加粗字体印刷。

4.【药品名称】按下列顺序列出。

（1）通用名称。

（2）商品名称。

（3）英文名称。

（4）汉语拼音。

5.【成分】化学药品和治疗用生物制品说明书：①列出活性成分的化学名称、化学结构式、分子式、分子量。②复方制剂可以不列出每个活性成分化学名称、化学结构式、分子式、分子量内容。本项可以表达为"本品为复方制剂，其组分为：　　"。组分按一个制剂单位（如每片、粒、支、瓶等）分别列出所含的全部活性成分及其量。③多组分或者化学结构尚不明确的化学药品或者治疗用生物制品，应当列出主要成分名称，简述活性成分来源。④处方中含有可能引起严重不良反应的辅料的，该项下应当列出该辅料名称。⑤注射剂应当列出全部辅料名称。

6.【用法用量】化学药品和治疗用生物制品应当包括用法和用量两部分。需按疗程用药或者规定用药期限的，必须注明疗程、期限；详细列出该药品的用药方法，准确列出用药的剂量、计量方法、用药次数以及疗程期限，并应当特别注意与规格的关系。用法上有特殊要求的，应当按实际情况详细说明。

化学药品非处方药用量按照国家药品监督管理部门公布的该药品非处方药用量书写。数字以阿拉伯数字表示，所有重量或容量单位必须以汉字表示。

老年人或儿童等特殊人群的用法用量不得使用"儿童酌减"或"老年人酌减"等表述方法，可在【注意事项】中注明"儿童用量（或老年人用量）应咨询医师或药师"。

7.【不良反应】应当实事求是地详细列出该药品不良反应，并按不良反应的严重程度、发生的频率或症状的系统性列出；尚不清楚有无不良反应的，可在该项下以"尚不明确"来表述。

8.【禁忌】应当列出该药品不能应用的各种情况，例如禁止应用该药品的人群、疾病等情况；尚不清楚有无禁忌的，可在该项下以"尚不明确"

来表述。

9.【注意事项】应当列出使用时必须注意的问题,包括需要慎用的情况(如肝、肾功能的问题),影响药物疗效的因素(如食物、烟、酒),用药过程中需观察的情况(如过敏反应,定期检查血象、肝功能、肾功能)及用药对于临床检验的影响等。如有药物滥用或者药物依赖性内容,应在该项下列出;如有与中医理论有关的证候、配伍、妊娠、饮食等注意事项,应在该项下列出;处方中如含有可能引起严重不良反应的成分或辅料,应在该项下列出;注射剂如需进行皮内敏感试验的,应在该项下列出;中药和化学药品组成的复方制剂,必须列出成分中化学药品的相关内容及注意事项。尚不清楚有无注意事项的,可在该项下以"尚不明确"来表述。

10.【药物相互作用】

(1)化学药品处方药应列出与该药产生相互作用的药品或者药品类别,并说明相互作用的结果及合并用药的注意事项。未进行该项实验且无可靠参考文献的,应当在该项下予以说明。

(2)中成药处方药如未进行该项相关研究,可不列此项,但注射剂除外,注射剂必须以"尚无本品与其他药物相互作用的信息"来表述。

(3)未进行该项实验且无可靠参考文献的,应当在该项下予以说明。必须注明"如与其他药物同时使用可能会发生药物相互作用,详情请咨询医师或药师"。

11.【**药物过量**】(仅化学药品和治疗用生物制品有此项)。详细列出过量应用该药品可能发生的毒性反应、剂量及处理方法。未进行该项实验且无可靠参考文献的,应当在该项下予以说明。

考点 8 ★★★　药品标签的分类和标示的内容

1.药品标签。分为内标签和外标签。药品内标签是指直接接触药品包装的标签;外标签是指内标签以外的其他包装标签。

(1)药品的内标签应当包含药品通用名称、适应症或者功能主治、规格、用法用量、生产日期、产品批号、有效期、生产企业等内容。包装尺寸过小无法全部标明上述内容的,至少应当标注药品通用名称、规格、产品批号、有效期等内容。

(2)药品外标签应当注明药品通用名称、成分、性状、适应症或者功能主治、规格、用法用量、不良反应、禁忌、注意事项、贮藏、生产日期、产品批号、有效期、批准文号、生产企业等内容。适应症或者功能主治、用法用量、不良反应、禁忌、注意事项不能全部注明的,应当标出主要内容并注明"详见说明书"字样;不得仅注明"详见说明书",而不标注"主要内容","主要内容"应当与说明书中的描述用语一致,不得修改和扩大范围。

2. 用于运输、储藏包装的标签,至少应当注明药品通用名称、规格、贮藏、生产日期、产品批号、有效期、批准文号、生产企业,也可以根据需要注明包装数量、运输注意事项或者其他标记等必要内容。

对贮藏有特殊要求的药品,应当在标签的醒目位置注明。

3. 原料药包装的标签应当注明药品名称、贮藏、生产日期、产品批号、有效期、执行标准、批准文号、生产企业,同时还需注明包装数量以及运输注意事项等必要内容。

4. 中药饮片的包装标签必须注明品名、规格、产地、生产企业、产品批号、生产日期,实施批准文号管理的中药饮片还必须注明药品批准文号。

考点 9 ★ 同品种药品标签的规定

同一药品生产企业生产的同一药品,药品规格和包装规格均相同的,其标签的内容、格式及颜色必须一致;药品规格或者包装规格不同的,其标签应当明显区别或者规格项明显标注。同一药品生产企业生产的同一药品,分别按处方药与非处方药管理的,两者的包装颜色应当明显区别。

考点 10 ★★★　药品标签上药品有效期的规定

药品标签中的有效期应当按照年、月、日的顺序标注，年份用四位数字表示，月、日各用两位数表示。其具体标注格式为"有效期至××××年××月"或者"有效期至××××年××月××日"；也可以用数字和其他符号表示为"有效期至××××.××."或者"有效期至××××/××/××"等。预防用生物制品有效期的标注按照国家药品监督管理部门批准的注册标准执行，治疗用生物制品有效期的标注应自分装日期计算，其他药品有效期的标注以生产日期计算。有效期若标注到日，应当为起算日期对应年月日的前一天；若标注到月，应当为起算月份对应年月的前一月。

如果确难以标注为"有效期至某年某月"的，可以标注有效期实际期限，如"有效期24个月"。

第三节　药品质量监督检验和药品质量公告

考点 1 ★　药品质量监督检验的界定与性质

药品质量监督检验是指国家药品检验机构按照国家药品标准对需要进行质量监督的药品进行抽样、检查和验证，并发出相关质量结果报告的药品技术监督过程。

药品监督检验具有第三方检验的公正性，具有比生产或验收检验更高的权威性。

考点 2 ★ 药品质量监督检验机构

药品检验所是执行国家对药品监督检验的法定技术监督机构，国家依法设置的药品检验所分为四级：①中国食品药品检定研究院。②省级药品检验所。③市级药品检验所。④县级药品检验所。

考点 3 ★★★ 抽查检验、注册检验、指定检验和复验

药品质量监督检验根据其目的和处理方法不同，可以分为抽查检验、注册检验、指定检验和复验等类型。

1. 抽查检验 药品抽查检验分为国家和省（自治区、直辖市）两级。国家药品抽验以评价抽验为主，省级药品抽验以监督抽验为主。抽查检验结果由国家和省级药品监督管理部门发布药品质量公告。

药品抽查检验不向被抽样的企业或单位收取费用，所需费用由财政列支。

2. 注册检验 药品注册检验包括样品检验和药品标准复核。药品注册检验由中国食品药品检定研究院或者省级药品检验所承担。进口药品的

注册检验由中国食品药品检定研究院组织实施。

3. 指定检验 是指国家法律或国家药品监督管理部门规定某些药品在销售前或者进口时，必须经过指定药品检验机构检验，检验合格的，才准予销售的强制性药品检验。《药品管理法》规定下列药品在销售前或者进口时，必须经过指定药品检验机构进行检验，检验不合格的，不得销售或者进口：①国家药品监督管理部门规定的生物制品。②首次在中国销售的药品。③国务院规定的其他药品。

生物制品批签发（以下简称批签发），是指国家对疫苗类制品、血液制品、用于血源筛查的体外生物诊断试剂以及国家药品监督管理局规定的其他生物制品，每批制品出厂上市或者进口时进行强制性检验、审核的制度。

4. 复验 如果当事人对药品检验机构的检验结果有异议的，可以自收到药品检验结果之日起7日内提出复验申请，逾期不再受理复验。复验的样品必须是原药品检验机构的同一样品的留样，除此之外的同品种、同批次的产品不得作为复检的样品。

考点4 ★ 药品质量公告界定与作用

药品质量公告是指由国务院和省级药品监督管理部门向公众发布的有关药品质量抽查检验结

果的通告。

通过药品质量公告,可以指导药品监督管理部门查处不合格药品,对不合格药品起到控制作用,防止已经出现质量问题、尚未处理的药品再次流入市场,实施对药品质量的后续跟踪管理;同时,向全社会公布药品质量的信息,及时使社会公众了解药品质量的状况,引起公众对药品质量的关注与重视,增强自我保护意识,从而保障公众的健康权益;又使各地各级药品监督管理部门之间实现信息共享,以便通过国家和各省的药品质量公告对本辖区内的药品实现更有针对性、更高效的监管;另外,还起到了对药品生产企业有效的警示作用,促进药品生产企业不断改进生产工艺,提升技术水平,完善质量管理,提高药品质量。

考点 5 ★ 发布权限和发布内容

国家药品质量公告应当根据药品质量状况及时或定期发布。

药品质量公告应当包括抽验药品的品名、检品来源、检品标示的生产企业、生产批号、药品规格、检验机构、检验依据、检验结果、不合格项目等内容。从保障公众用药安全,对药品实行规范管理的角度出发,药品质量公告的重点是不符合国家药品标准的药品品种。

第九章 药品广告管理与消费者权益保护

第一节 药品广告管理

考点1★★★ 药品广告的申请、审查与发布

1.省、自治区、直辖市药品监督管理部门是药品广告的审查机关，负责本行政区域药品广告的审查工作。药品广告须经企业所在地省、自治区、直辖市人民政府药品监督管理部门批准，并发给药品广告批准文号；未取得药品广告批准文号的，不得发布。

2.药品广告批准文号的申请人必须是具有合法资格的药品生产企业或者药品经营企业。药品经营企业作为申请人的，必须征得药品生产企业的同意。申请药品广告批准文号，应当向药品生产企业所在地的药品广告审查机关提出。申请进口药品广告批准文号，应当向进口药品代理机构所在地的药品广告审查机关提出。

3.非处方药仅宣传药品名称（含药品通用名称和药品商标名称）的，或者处方药在指定的医

学药学专业刊物上仅宣传药品名称（含药品通用名称和药品商品名称）的，无需审查。

对审查合格的药品广告，发给药品广告批准文号。药品广告批准文号为"×药广审（视）第0000000000号""×药广审（声）第0000000000号""×药广审（文）第0000000000号"。其中"×"为各省、自治区、直辖市的简称。"0"由10位数字组成，前6位代表审查年月，后4位代表广告批准序号。"视""声""文"代表用于广告媒介形式的分类代号。

4. 不得发布广告的药品。麻醉药品、精神药品、医疗用毒性药品、放射性药品等特殊药品，药品类易制毒化学品以及戒毒治疗的药品，医疗机构配制的制剂，军队特需药品，国家药品监督管理总局依法明令停止或者禁止生产、销售和使用的药品，批准试生产的药品不得发布广告。

5. 药品广告发布媒体的限制。处方药可以在国务院卫生行政部门和国务院药品监督管理部门共同指定的医学、药学专业刊物上作广告，但不得在大众传播媒介发布广告或者以其他方式进行以公众为对象的广告宣传，不得以赠送医学、药学专业刊物等形式向公众发布处方药广告，不得在未成年人出版物和广播电视频道、节目、栏目上发布。禁止利用互联网发布处方药广告。非处方药广告发布的媒体没有限制。

6. 异地发布药品广告的管理。异地发布药品广告，在发布前应当到发布地药品广告审查机关办理备案。新的规定简化备案管理，实行告知承诺。对申请承诺符合条件并提交材料的，当场予以备案。

考点2 ★★★ 药品广告内容的要求

1. 药品广告内容的原则性规定

（1）药品广告的内容必须真实、合法，以国务院药品监督管理部门批准的说明书为准。

（2）药品广告中必须标明药品的通用名称、忠告语、药品广告批准文号、药品生产批准文号；以非处方药商品名称为各种活动冠名的，可以只发布药品商品名称。药品广告必须标明药品生产企业或者药品经营企业名称，不得单独出现"咨询热线""咨询电话"等内容。非处方药广告必须同时标明非处方药专用标识（OTC）。药品广告中不得以产品注册商标代替药品名称进行宣传，但经批准作为药品商品名称使用的文字型注册商标除外。已经审查批准的药品广告在广播电台发布时，可不播出药品广告批准文号。

（3）处方药广告的忠告语是"本广告仅供医学药学专业人士阅读"。非处方药广告的忠告语是"请按药品说明书或在药师指导下购买和使用"。

2. 药品广告中有关药品功能疗效的宣传应当

科学准确,不得出现下列情形

(1)表示功效、安全性的断言或者保证的;利用国家机关、医药科研单位、学术机构或者专家、学者、医师、患者的名义和形象作证明。

(2)说明治愈率或者有效率的。

(3)与其他药品的功效和安全性进行比较的。

(4)违反科学规律,明示或者暗示包治百病、适应所有症状的。

(5)含有"安全无毒副作用""毒副作用小"等内容的;含有明示或者暗示中成药为"天然"药品,因而安全性有保证等内容的。

(6)含有明示或者暗示该药品为正常生活和治疗病症所必需等内容的。

(7)含有明示或暗示服用该药能应付现代紧张生活和升学、考试等需要,能够帮助提高成绩、使精力旺盛、增强竞争力、增高、益智等内容的。

(8)其他不科学的用语或者表示,如"最新技术""最高科学""最先进制法"等。

(9)非处方药广告不得利用公众对于医药学知识的缺乏,使用公众难以理解和容易引起混淆的医学、药学术语,造成公众对药品功效与安全性的误解。

(10)利用广告代言人作推荐、证明。

3.其他要求

(1)处方药名称与该药品的商标、生产企业

第九章　药品广告管理与消费者权益保护

字号相同的，不得使用该商标、企业字号在医学、药学专业刊物以外的媒介变相发布广告。不得以处方药名称或者以处方药名称注册的商标以及企业字号为各种活动冠名。

（2）药品广告中涉及改善和增强性功能内容的，必须与经批准的药品说明书中的适应症或者功能主治完全一致。电视台、广播电台不得在7:00～22:00发布含有上述内容的广告。

（3）不得含有以下内容：含有不科学的表述或者使用不恰当的表现形式，引起公众对所处健康状况和所患疾病产生不必要的担忧和恐惧，或者使公众误解不使用该药品会患某种疾病或加重病情的；含有免费治疗、免费赠送、有奖销售、以药品作为礼品或者奖品等促销药品内容的；含有"家庭必备"或者类似内容的；含有"无效退款""保险公司保险"等保证内容的；含有评比、排序、推荐、指定、选用、获奖等综合性评价内容的。

（4）药品广告不得含有军队单位或者军队人员的名义、形象。不得利用军队装备、设施从事药品广告宣传。

（5）药品广告不得含有涉及公共信息、公共事件或其他与公共利益相关联的内容，如各类疾病信息、经济社会发展成果或医药科学以外的科技成果。

（6）药品广告不得含有医疗机构的名称、地址、联系办法、诊疗项目、诊疗方法以及有关义诊、医疗（热线）咨询、开设特约门诊等医疗服务的内容。

（7）在针对未成年人的大众传播传媒上不得发布药品广告。不得利用不满十周岁的未成年人作为广告代言人；不得在中小学校、幼儿园内开展广告活动。药品广告不得在未成年人出版物和广播电视频道、节目、栏目上发布。药品广告不得以儿童为诉求对象，不得以儿童名义介绍药品。

（8）药品广告中不得出现"获得国家非物质遗产"和"驰名商标"等内容。广告中涉及专利产品或者专利方法的，应当标明专利号和专利种类。

（9）新修订的食品安全法规定，特殊医学用途配方食品广告适用于药品广告管理的规定。特定全营养配方食品广告按处方药广告审批管理，其他类别特殊医学用途配方食品广告按非处方药审批管理。

（10）利用互联网发布药品广告，应遵循《互联网广告管理暂行办法》。互联网广告应当具有可识别性，显著标明"广告"，使消费者能够辨明其为广告。

第九章　药品广告管理与消费者权益保护

考点3 ★★　药品广告检查内容和方式

篡改经批准的药品广告内容进行虚假宣传的，由药品监督管理部门责令立即停止该药品广告的发布，撤销该品种药品广告批准文号，1年内不受理该品种的广告审批申请。

对任意扩大产品适应症（功能主治）范围、绝对化夸大药品疗效、严重欺骗和误导消费者的违法广告，省以上药品监督管理部门一经发现，应当采取行政强制措施，暂停该药品在辖区内的销售，同时责令违法发布药品广告的企业在当地相应的媒体发布更正启事。

对提供虚假材料申请药品广告审批，被药品广告审查机关在受理审查中发现的，1年内不受理该企业该品种的广告审批申请。对提供虚假材料申请药品广告审批，取得药品广告批准文号的，药品广告审查机关在发现后应当撤销该药品广告批准文号，并3年内不受理该企业该品种的广告审批申请。

第二节　反不正当竞争法

考点1 ★　不正当竞争的界定

不正当竞争，是指经营者违反法律规定，损

害其他经营者的合法权益，扰乱社会经济秩序的行为。

考点2 ★★★ 混淆行为、限制竞争行为、商业贿赂行为、虚假宣传行为、侵犯商业秘密、低价倾销行为、不正当有奖销售、诋毁商誉行为的认定

1. 混淆行为
（1）假冒他人的注册商标。
（2）与知名商品相混淆。
（3）擅自使用他人的企业名称或者姓名，引人误认为是他人的商品。
（4）在商品上伪造或者冒用认证标志、名优标志等质量标志，伪造产地，对商品质量作引人误解的虚假表示。

2. 限制竞争行为
（1）公用企业或者其他依法具有独占地位的经营者，不得限定他人购买其指定的经营者的商品，以排挤其他经营者的公平竞争。
（2）政府及其所属部门滥用行政权力限制正当经营活动。
（3）搭售商品或者附加其他不合理条件的行为。
（4）招标投标中的串通行为。

3. 商业贿赂行为 经营者不得采用财物或者

其他手段进行贿赂以销售或者购买商品。在账外暗中给予对方单位或者个人回扣的，以行贿论处；对方单位或者个人在账外暗中收受回扣的，以受贿论处。经营者销售或者购买商品，可以以明示方式给对方折扣，可以给中间人佣金。经营者给对方折扣、给中间人佣金的，必须如实入账。接受折扣、佣金的经营者必须如实入账。

4. 虚假宣传行为　经营者不得利用广告或者其他方法，对商品的质量、制作成分、性能、用途、生产者、有效期限、产地等作引人误解的虚假宣传。

5. 侵犯商业秘密　经营者不得采用下列手段侵犯商业秘密：以盗窃、利诱、胁迫或者其他不正当手段获取权利人的商业秘密；披露、使用或者允许他人使用以前项手段获取的权利人的商业秘密；违反约定或者违反权利人有关保守商业秘密的要求，披露、使用或者允许他人使用其所掌握的商业秘密。第三人明知或者应知上述违法行为，获取、使用或披露他人的商业秘密，视为侵犯商业秘密。

6. 低价倾销行为　经营者不得以排挤竞争对手为目的，以低于成本的价格销售商品。有下列情形之一的，不属于不正当竞争行为：销售鲜活商品；处理有效期限即将到期的商品或者其他积压的商品；季节性降价；因清偿债务、转产、歇业降价销售商品。

7. 不正当有奖销售 经营者不得从事下列有奖销售：采用谎称有奖或者故意让内定人员中奖的欺骗方式进行有奖销售；利用有奖销售的手段推销质次价高的商品；抽奖式的有奖销售，最高奖的金额超过五千元。

8. 诋毁商誉行为 经营者不得捏造、散布虚伪事实，损害竞争对手的商业信誉、商品声誉。

第三节 消费者权益保护

考点1 ★ 消费者的界定和消费者权益保护法的适用范围

消费者权益保护法具有特定的适用对象：一是消费者为生活消费需要购买、使用商品或者接受服务的，其权益保护适用消费者权益保护法。所谓消费者，是指为个人生活消费需要购买、使用商品或者接受服务的自然人。二是农民购买、使用直接用于农业生产的生产资料的，参照消费者权益保护法执行。三是经营者为消费者提供其生产、销售的商品或者提供服务，适用消费者权益保护法。消费者权益保护法以保护消费者的权益为核心。

考点2 ★★★ 安全保障权、真情知悉权、自主选择权、公平交易权、获取赔偿权、结社权、知识获取权、受尊重权、监督批评权

1. 安全保障权 消费者在购买、使用商品和接受服务时享有人身、财产安全不受损害的权利。消费者有权要求经营者提供的商品和服务，符合保障人身、财产安全的要求。

2. 真情知悉权 消费者享有知悉其购买、使用的商品或者接受的服务的真实情况的权利。

3. 自主选择权 消费者享有自主选择商品或者服务的权利。消费者在自主选择商品或者服务时，有权进行比较、鉴别和挑选。

4. 公平交易权 消费者在购买商品或者接受服务时，有权获得质量保障、价格合理、计量正确等公平交易条件，有权拒绝经营者的强制交易行为。

5. 获取赔偿权 消费者因购买、使用商品或者接受服务受到人身、财产损害的，享有依法获得赔偿的权利。

6. 结社权 消费者享有依法成立维护自身合法权益的社会组织的权利。

7. 知识获取权 消费者享有获得有关消费和消费者权益保护方面的知识的权利。

8. 受尊重权 消费者在购买、使用商品和接受服务时，享有人格尊严、民族风俗习惯得到尊重的权利，享有个人信息依法得到保护的权利。

9. 监督批评权 消费者享有对商品和服务以及保护消费者权益工作进行监督的权利。

考点3 ★★★ 经营者应履行的义务

1. 履行义务的义务 经营者向消费者提供商品或者服务，应当依照消费者权益保护法和其他有关法律、法规的规定履行义务。经营者和消费者有约定的，应当按照约定履行义务，但双方的约定不得违背法律、法规的规定。

2. 接受监督的义务 经营者应当听取消费者对其提供的商品或者服务的意见，接受消费者的监督。

3. 保证安全的义务 经营者应当保证其提供的商品或者服务符合保障人身、财产安全的要求。

4. 提供信息的义务 经营者向消费者提供有关商品或者服务的质量、性能、用途、有效期限等信息，应当真实、全面，不得作虚假或者引人误解的宣传。

5. 真实标记的义务 经营者应当标明其真实名称和标记。

6. 出具凭证的义务 经营者提供商品或者服务，应当按照国家有关规定或者商业惯例向消费者出具发票等购货凭证或者服务单据。

7. 保证质量的义务 经营者应当保证在正常使用商品或者接受服务的情况下其提供的商品或者服务应当具有的质量、性能、用途和有效期限；但消费者在购买该商品或者接受该服务前已经知道其存在瑕疵，且存在该瑕疵不违反法律强制性规定的除外。

8. 履行"三包"或其他责任的义务 经营者提供的商品或者服务不符合质量要求的，消费者可以依照国家规定、当事人约定退货，或者要求经营者履行更换、修理等义务。没有国家规定和当事人约定的，消费者可以自收到商品之日起七日内退货；七日后符合法定解除合同条件的，消费者可以及时退货，不符合法定解除合同条件的，可以要求经营者履行更换、修理等义务。经营者采用网络、电视、电话、邮购等方式销售商品，消费者有权自收到商品之日起七日内退货，除法律规定的情形外，无需说明理由。

9. 不得单方作出对消费者不利规定的义务 经营者在经营活动中使用格式条款的，应当以显著方式提请消费者注意商品或者服务的数量和质量、价款或者费用、履行期限和方式、安全注意事项和风险警示、售后服务、民事责任等与消费者有重大利害关系的内容，并按照消费者的要求予以说明。

10. 不得侵犯消费者人身自由的权利的义务 经营者不得对消费者进行侮辱、诽谤，不得搜查消费者的身体及其携带的物品，不得侵犯消费者的人身自由。

11. 为消费者提供相关服务信息的义务 采用网络、电视、电话、邮购等方式提供商品或者服务的经营者，以及提供证券、保险、银行等金融服务的经营者，应当向消费者提供经营地址、联系方式、商品或者服务的数量和质量、价款或者费用、履行期限和方式、安全注意事项和风险警示、售后服务、民事责任等信息。

12. 依法收集、使用消费者个人信息的义务 经营者收集、使用消费者个人信息，应当遵循合法、正当、必要的原则，明示收集、使用信息的目的、方式和范围，并经消费者同意。

考点 4 ★　消费者权益保护的措施

1. 听取消费者对规则制定的意见。
2. 政府及其部门落实消费者权益保护的责任。
3. 抽查检验与控制缺陷产品。
4. 惩处违法犯罪行为。
5. 及时审理相关诉讼。

考点 5 ★★　争议解决的途径

1. 与经营者协商和解 协商和解是消费者权

益争议解决的首选方式。

2. 请求消费者协会或者依法成立的其他调解组织调解

3. 向有关行政部门投诉

4. 提请仲裁　根据与经营者达成的仲裁协议提请仲裁机构仲裁。

5. 向人民法院提起诉讼　司法审判具有权威性、强制性,是解决各种争议的最后手段。

考点6 ★　争议解决的特别规则

1. 销售者的先行赔付义务。
2. 生产者与销售者的追偿责任。
3. 企业变更后的责任承担。
4. 营业执照持有人与租借人的赔偿责任。
5. 展销会举办者、柜台出租者的特殊责任。
6. 网络交易平台提供者的责任。
7. 虚假广告经营者、发布者的责任。
8. 消费者投诉处理。
9. 提起公益诉讼。

第十章　药品安全法律责任

第一节　药品安全法律责任概述

考点1 ★　药品安全法律责任的界定

药品安全法律责任是指由于违反药品法律法规所应承担的法律后果。

构成要件：①以存在违法行为为前提。②有法律明文规定。③有国家强制力保证执行。④由专门机关追究。

考点2 ★★★　药品安全法律责任的种类

药品安全法律责任分为刑事责任、民事责任和行政责任。

1. 刑事责任　刑罚分为主刑和附加刑。主刑包括管制、拘役、有期徒刑、无期徒刑和死刑，它们只能单独适用。附加刑有罚金、剥夺政治权利、没收财产，它们可以附加适用，也可以独立适用。对于犯罪的外国人，还可以独立适用或附加适用驱逐出境。

2. 民事责任　药品安全民事责任主要是产品责任，即生产者、销售者因生产、销售缺陷产品致使他人遭受人身伤害、财产损失，而应承担的赔偿损失、消除危险、停止侵害等责任的特殊侵权民事责任。

因药品的缺陷造成患者损害的，患者可以向生产者请求赔偿，也可以向医疗机构请求赔偿。因产品存在缺陷造成损害请求赔偿的诉讼时效期间为两年，自当事人知道或者应当知道其权益受到损害时起计算。

3.行政责任

（1）行政处罚：行政处罚的种类主要有：警告、罚款、没收非法财物、没收违法所得、责令停产停业、暂扣或吊销有关许可证等。

（2）行政处分：其种类主要有警告、记过、记大过、降级、撤职、开除六种。

第二节 生产、销售假药、劣药的法律责任

考点1★★★ 假药的认定

1.有下列情形之一的，为假药：

（1）药品所含成分与国家药品标准规定的成分不符的。

（2）以非药品冒充药品或者以他种药品冒充此种药品的。

2. 有下列情形之一的药品，按假药论处：

（1）国务院药品监督管理部门规定禁止使用的。

（2）依照本法必须批准而未经批准生产、进口，或者依照本法必须检验而未经检验即销售的。

（3）变质的。

（4）被污染的。

（5）使用依照本法必须取得批准文号而未取得批准文号的原料药生产的。

（6）所标明的适应症或者功能主治超出规定范围的。

擅自委托或者接受委托生产药品的，对委托方和受托方均依照生产、销售假药的法律责任给予处罚。

考点2★★ 生产、销售假药的行政责任

1. 单位承担的行政责任 根据《药品管理法》第73条的规定，生产、销售假药的，没收违法生产、销售的药品和违法所得，并处违法生产、销售药品货值金额二倍以上五倍以下的罚款；有药品批准证明文件的予以撤销，并责令停产、停业整顿；情节严重的，吊销《药品生产许可证》《药品经营许可证》或者《医疗机构制剂许可证》，构成犯罪的，依法追究刑事责任。

2. 相关人员承担的行政责任 根据《药品管

理法》第75条第1款的规定，从事生产、销售假药的企业或者其他单位，其直接负责的主管人员和其他直接责任人员十年内不得从事药品生产、经营活动。

3. 从重处罚的情节 根据《药品管理法实施条例》第79条的规定，生产、销售假药，有下列行为之一的，从重处罚：①以麻醉药品、精神药品、医疗用毒性药品、放射性药品冒充其他药品，或者以其他药品冒充上述药品的。②生产、销售以孕产妇、婴幼儿及儿童为主要使用对象的假药的。③生产、销售的生物制品、血液制品属于假药的。④生产、销售假药，造成人员伤害后果的。⑤生产、销售假药，经处理后重犯的。⑥拒绝、逃避监督检查，或者伪造、销毁、隐匿有关证据材料的，或者擅自动用查封、扣押物品的。

考点3 ★★★ 生产、销售假药的刑事责任

1. 刑事责任认定及刑罚 《刑法》第141条规定，生产、销售假药的，处三年以下有期徒刑或者拘役，并处罚金；对人体健康造成严重危害或者有其他严重情节的，处三年以上十年以下有期徒刑，并处罚金；致人死亡或者有其他特别严重情节的，处十年以上有期徒刑、无期徒刑或者死刑，并处罚金或者没收财产。

根据最高人民法院、最高人民检察院《关于

办理危害药品安全刑事案件适用法律若干问题的解释》(法释〔2014〕14号)的规定,生产、销售假药,**具有下列情形之一的,应当认定为"对人体健康造成严重危害"**:①造成轻伤或者重伤的。②造成轻度残疾或者中度残疾的。③造成器官组织损伤导致一般功能障碍或者严重功能障碍的。④其他对人体健康造成严重危害的情形。生产、销售假药,具有下列情形之一的,应当认定为有"其他严重情节":①造成较大突发公共卫生事件的。②生产、销售金额二十万元以上不满五十万元的。③生产、销售金额十万元以上不满二十万元,并具有本解释第一条规定的应当酌情从重处罚情形之一的。④根据生产、销售的时间、数量、假药种类等,应当认定为情节严重的。

生产、销售假药,具有下列情形之一的,应当认定为有"其他特别严重情节":①致人重度残疾的。②造成三人以上重伤、中度残疾或者器官组织损伤导致严重功能障碍的。③造成五人以上轻度残疾或者器官组织损伤导致一般功能障碍的。④造成十人以上轻伤的。⑤造成重大、特别重大突发公共卫生事件的。⑥生产、销售金额五十万元以上的。⑦生产、销售金额二十万元以上不满五十万元,并具有本解释第一条规定的应当酌情从重处罚情形之一的。⑧根据生产、销售的时间、数量、假药种类等,应当认定为情节特别严重的。

以生产、销售假药为目的，实施下列行为之一的，应当认定为"生产"假药：①合成、精制、提取、储存、加工炮制药品原料的行为。②将药品原料、辅料、包装材料制成成品过程中，进行配料、混合、制剂、储存、包装的行为。③印制包装材料、标签、说明书的行为。对于医疗机构、医疗机构工作人员明知是假药而有偿提供给他人使用，或者为出售而购买、储存的行为，应当认定为"销售"假药。

2. 刑罚的适用 在刑罚的适用中，根据《刑法》第150条的规定，单位犯生产、销售假药罪的，对单位判处罚金，并对其直接负责的主管人员和其他直接责任人员，依照自然人犯生产、销售假药罪的定罪量刑标准处罚。

最高人民法院、最高人民检察院《关于办理危害药品安全刑事案件适用法律若干问题的解释》还规定了应当酌情从重处罚的七种情形，并规定对犯生产、销售假药罪的，一般应当依法判处生产、销售金额二倍以上的罚金。应当酌情从重处罚的情形包括：①生产、销售的假药以孕产妇、婴幼儿、儿童或者危重病人为主要使用对象的。②生产、销售的假药属于麻醉药品、精神药品、医疗用毒性药品、放射性药品、避孕药品、血液制品、疫苗的。③生产、销售的假药属于注射剂药品、急救药品的。④医疗机构、医疗机构工作人员生产、销售假药的。⑤在自然灾害、事故灾难、公共卫生事件、社会安全事件等突发事件期间，生产、销售用于应对突发事件的假药的。⑥两年内曾因危害药品安全违法犯罪活动受过行政处罚或者刑事处罚的。⑦其他应当酌情从重处罚的情形。

考点 4 ★★★ 劣药的认定

根据《药品管理法》第49条的规定，药品成分的含量不符合国家药品标准的，为劣药。

有下列情形之一的药品，按劣药论处：①未标明有效期或者更改有效期的。②不注明或者更改生产批号的。③超过有效期的。④直接接触药品的包装材料和容器未经批准的。⑤擅自添加着色剂、防腐剂、香料、矫味剂及辅料的。⑥其他不符合药品标准规定的。

根据《药品管理法实施条例》第71条的规定，按照生产劣药论处的行为还包括：①生产没有国家药品标准的中药饮片，不符合省、自治区、直辖市人民政府药品监督管理部门制定的炮制规范的。②医疗机构不按照省、自治区、直辖市人民政府药品监督管理部门批准的标准配制制剂的。

考点 5 ★★ 生产、销售劣药的行政责任

1. 单位承担的行政责任　根据《药品管理法》

第 74 条的规定，生产、销售劣药的，没收违法生产、销售的药品和违法所得，并处违法生产、销售药品货值金额一倍以上三倍以下的罚款；情节严重的，责令停产、停业整顿或者撤销药品批准证明文件、吊销《药品生产许可证》《药品经营许可证》或者《医疗机构制剂许可证》，构成犯罪的，依法追究刑事责任。

2. 个人承担的行政责任 根据《药品管理法》第 75 条第 1 款的规定，从事生产、销售劣药情节严重的企业或者其他单位，其直接负责的主管人员和其他直接责任人员十年内不得从事药品生产、经营活动。

3. 从重处罚的情节 根据《药品管理法实施条例》第 79 条的规定，生产、销售劣药，有下列行为之一的，由药品监督管理部门在《药品管理法》和《药品管理法实施条例》规定的处罚幅度内从重处罚：①生产、销售以孕产妇、婴幼儿及儿童为主要使用对象的劣药的。②生产、销售的生物制品、血液制品属于劣药的。③生产、销售劣药，造成人员伤害后果的。④生产、销售劣药，经处理后重犯的。⑤拒绝、逃避监督检查，或者伪造、销毁、隐匿有关证据材料的，或者擅自动用查封、扣押物品的。

考点6 ★★★ 生产、销售劣药的刑事责任

1. 刑事责任认定及刑罚 《刑法》第142条规定，生产、销售劣药，对人体健康造成严重危害的，处三年以上十年以下有期徒刑，并处销售金额百分之五十以上二倍以下罚金；后果特别严重的，处十年以上有期徒刑或者无期徒刑，并处销售金额百分之五十以上二倍以下罚金或者没收财产。

根据最高人民法院、最高人民检察院《关于办理危害药品安全刑事案件适用法律若干问题的解释》（法释〔2014〕14号）的规定，生产、销售劣药，具有下列情形之一的，应当认定为"对人体健康造成严重危害"：①造成轻伤或者重伤的。②造成轻度残疾或者中度残疾的。③造成器官组织损伤导致一般功能障碍或者严重功能障碍的。④其他对人体健康造成严重危害的情形。

生产、销售劣药，致人死亡，或者具有下列情形之一的，应当认定为"后果特别严重"：①致人重度残疾的。②造成三人以上重伤、中度残疾或者器官组织损伤导致严重功能障碍的。③造成五人以上轻度残疾或者器官组织损伤导致一般功能障碍的。④造成十人以上轻伤的。⑤造成重大、特别重大突发公共卫生事件的。

最高人民法院、最高人民检察院《关于办理危害药品安全刑事案件适用法律若干问题的解释》还规定，以生产、销售劣药为目的，实施下列行为之一的，应当认定为"生产"劣药：①合成、精制、提取、储存、加工炮制药品原料的行为。②将药品原料、辅料、包装材料制成成品过程中，进行配料、混合、制剂、储存、包装的行为。③印制包装材料、标签、说明书的行为。对于医疗机构、医疗机构工作人员明知是劣药而有偿提供给他人使用，或者为出售而购买、储存的行为，应当认定为"销售"劣药。

2. 刑罚的适用 在生产、销售劣药尚不足以认定为"对人体健康造成严重危害"时，可能因为销售金额或货值金额符合生产、销售伪劣产品罪的构成要件，而构成生产、销售伪劣产品罪。

根据最高人民检察院、公安部《关于公安机关管辖的刑事案件立案追诉标准的规定（一）》（公通字〔2008〕36号），生产销售假冒、伪劣产品行为的立案标准为：①伪劣产品销售金额五万元以上的。②伪劣产品尚未销售，货值金额十五万元以上的。③伪劣产品销售金额不满五万元，但将已销售金额乘以三倍后，与尚未销售的伪劣产品货值金额合计十五万元以上的。

第三节 违反药品监督管理规定的法律责任

考点1★★★ 无证生产、经营药品的法律责任

根据《药品管理法》第72条的规定,**未取得《药品生产许可证》《药品经营许可证》或者《医疗机构制剂许可证》生产药品、经营药品的,依法予以取缔,没收违法生产、销售的药品和违法所得,并处违法生产、销售的药品(包括已售出的和未售出的药品,下同)货值金额二倍以上五倍以下的罚款;构成犯罪的,依法追究刑事责任。**

其他按照无证生产、经营处罚的情形,包括:①未经批准,擅自在城乡集市贸易市场设点销售药品或者在城乡集市贸易市场设点销售的药品超出批准经营的药品范围的。②个人设置的门诊部、诊所等医疗机构向患者提供的药品超出规定的范围和品种的。③药品生产企业、药品经营企业和医疗机构变更药品生产、经营许可事项,应当办理变更登记手续而未办理的,由原发证部门给予警告,责令限期补办变更登记手续;逾期不补办的,宣布其《药品生产许可证》《药品经营许可证》和《医疗机构制剂许可证》无效;仍从事药

品生产经营活动的,依照《药品管理法》第72条的规定处罚。

考点2 ★★　从无证企业购入药品的处罚

根据《药品管理法》第79条的规定,药品生产企业、药品经营企业、医疗机构违反《药品管理法》第34条规定,从无《药品生产许可证》《药品经营许可证》的企业购进药品的,责令改正,没收违法购进的药品,并处违法购进药品货值金额二倍以上五倍以下的罚款;有违法所得的,没收违法所得;情节严重的,吊销《药品生产许可证》《药品经营许可证》或者医疗机构执业许可证书。

考点3 ★★　违反药品质量管理规范的法律责任

根据《药品管理法》第78条的规定,药品的生产企业、经营企业、药物非临床安全性评价研究机构、药物临床试验机构未按照规定实施《药品生产质量管理规范》《药品经营质量管理规范》、药物非临床研究质量管理规范、药物临床试验质量管理规范的,给予警告,责令限期改正;逾期不改正的,责令停产、停业整顿,并处五千元以上二万元以下的罚款;情节严重的,吊销《药品生产许可证》《药品经营许可证》和药物临床试验机构的资格。

根据《药品管理法实施条例》第63条的规定，当药品生产企业、药品经营企业有下列情形之一的，由药品监督管理部门依照《药品管理法》第78条的规定给予处罚：①开办药品生产企业、药品生产企业新建药品生产车间、新增生产剂型，在国务院药品监督管理部门规定的时间内未通过《药品生产质量管理规范》认证，仍进行药品生产的。②开办药品经营企业，在国务院药品监督管理部门规定的时间内未通过《药品经营质量管理规范》认证，仍进行药品经营的。

考点 4 ★★ 伪造、变造、买卖、出租、出借许可证或者药品批准证明文件的法律责任

根据《药品管理法》第81条的规定，伪造、变造、买卖、出租、出借许可证或者药品批准证明文件的，没收违法所得，并处违法所得一倍以上三倍以下的罚款；没有违法所得的，处二万元以上十万元以下的罚款；情节严重的，并吊销卖方、出租方、出借方的《药品生产许可证》《药品经营许可证》《医疗机构制剂许可证》或者撤销药品批准证明文件；构成犯罪的，追究刑事责任。

考点 5 ★ 骗取许可证或批准证明文件的法律责任

根据《药品管理法》第82条的规定，违反《药品管理法》的规定，提供虚假的证明、文件资

料、样品或者采取其他欺骗手段取得《药品生产许可证》《药品经营许可证》《医疗机构制剂许可证》或者药品批准证明文件的,吊销《药品生产许可证》《药品经营许可证》《医疗机构制剂许可证》或者撤销药品批准证明文件,五年内不受理其申请,并处一万元以上三万元以下的罚款。

考点6 ★ 药品购销活动中暗中给予、收受回扣或者其他利益的法律责任

根据《药品管理法》第89条的规定:①药品的生产企业、经营企业、医疗机构在药品购销中暗中给予、收受回扣或者其他利益的,药品的生产企业、经营企业或者其代理人给予使用其药品的医疗机构的负责人、药品采购人员、医师等有关人员以财物或者其他利益的,由工商行政管理部门处一万元以上二十万元以下的罚款,有违法所得的,予以没收。②情节严重的,由工商行政管理部门吊销药品生产企业、药品经营企业的营业执照,并通知药品监督管理部门,由药品监督管理部门吊销其《药品生产许可证》《药品经营许可证》。③构成犯罪的,依法追究刑事责任。

考点7 ★ 药品购销活动中收受财物或者其他利益的法律责任

《药品管理法》第90条第1款规定了对药品

生产企业、经营企业的负责人、采购人员等有关人员的处罚。该条款规定，药品的生产企业、经营企业的负责人、采购人员等有关人员在药品购销中收受其他生产企业、经营企业或者其代理人给予的财物或者其他利益的，依法给予处分，没收违法所得；构成犯罪的，依法追究刑事责任。

《药品管理法》第90条第2款规定了对医疗机构的负责人、药品采购人员、医师等人员的处罚。该条款规定：①医疗机构的负责人、药品采购人员、医师等有关人员收受药品生产企业、药品经营企业或者其代理人给予的财物或者其他利益的，由卫生行政部门或者本单位给予处分，没收违法所得。②对违法行为情节严重的执业医师，由卫生行政部门吊销其执业证书。③构成犯罪的，依法追究刑事责任。

考点 8 ★ 药品生产、经营和使用单位违反药品不良反应报告和监测规定的法律责任

1. 药品生产企业的法律责任 根据《药品不良反应报告和监测管理办法》第58条的规定，药品生产企业有下列违规情形之一的，由所在地药品监督管理部门给予警告，责令限期改正，可以并处五千元以上三万元以下的罚款：①未按照规定建立药品不良反应报告和监测管理制度，或者无专门机构、专职人员负责本单位药品不良反应

报告和监测工作的。②未建立和保存药品不良反应监测档案的。③未按照要求开展药品不良反应或者群体不良事件报告、调查、评价和处理的。④未按照要求提交定期安全性更新报告的。⑤未按照要求开展重点监测的。⑥不配合严重药品不良反应或者群体不良事件相关调查工作的。⑦其他违反《药品不良反应报告和监测管理办法》规定的。

药品生产企业未按照要求提交定期安全性更新报告，或未按照要求开展重点监测的，按照《药品注册管理办法》的规定对相应药品不予再注册。

2. 药品经营企业的法律责任　根据《药品不良反应报告和监测管理办法》第59条的规定，药品经营企业有下列违规情形之一的，由所在地药品监督管理部门给予警告，责令限期改正；逾期不改的，处三万元以下的罚款。①无专职或者兼职人员负责本单位药品不良反应监测工作的。②未按照要求开展药品不良反应或者群体不良事件报告、调查、评价和处理的。③不配合严重药品不良反应或者群体不良事件相关调查工作的。

3. 医疗机构的法律责任　根据《药品不良反应报告和监测管理办法》第60条的规定，医疗机构有下列违规情形之一的，由所在地卫生行政部门给予警告，责令限期改正；逾期不改的，处三万元以下的罚款。情节严重并造成严重后果的，由所在地卫生行政部门对相关责任人给予行政处分。①无专职或者兼职人员负责本单位药品不良反应监测工作的。②未按照要求开展药品不良反应或者群体不良事件报告、调查、评价和处理的。③不配合严重药品不良反应和群体不良事件相关调查工作的。

考点9 ★ 药品生产、经营和使用单位不履行与召回相关义务的法律责任

1. 药品生产企业不履行召回义务 根据《药品召回管理办法》第30条的规定，药品生产企业发现药品存在安全隐患而不主动召回药品的，责令召回药品，并处应召回药品货值金额三倍的罚款；造成严重后果的，由原发证部门撤销药品批准证明文件，直至吊销药品生产许可证。根据《药品召回管理办法》第31条的规定，药品生产企业拒绝召回药品的，应处召回药品货值金额三倍的罚款；造成严重后果的，由原发证部门撤销药品批准证明文件，直至吊销药品生产许可证。

2. 药品生产企业不适当履行召回义务 药品生产企业违反《药品召回管理办法》，药品生产企业存在下列情形之一时，由所在地药品监督管理部门予以警告，责令限期改正，并处三万元以下罚款。①未在规定时间内通知药品经营企业、使

用单位停止销售和使用需召回药品的。②未按照药品监督管理部门要求采取改正措施或召回药品的。③药品生产企业对召回药品的处理未做详细的记录并向所在地省、自治区、直辖市药品监督管理部门报告的，必须销毁的药品未在药品监督管理部门监督下销毁的。

根据《药品召回管理办法》第35条的规定，药品生产企业有下列情形之一的，予以警告，责令限期改正；逾期未改正的，处两万元以下罚款。①未按规定建立药品召回制度、药品质量保证体系与药品不良反应监测系统的。②拒绝协助药品监督管理部门开展调查的。③未按照规定提交药品召回的调查评估报告和召回计划、药品召回进展情况和总结报告的。④变更召回计划，未报药品监督管理部门备案的。

3. 药品经营企业、使用单位不履行与召回相关的义务　根据《药品召回管理办法》第36条的规定，药品经营企业、使用单位发现经营、使用的药品存在安全隐患，未立即停止销售或使用的，责令停止销售和使用，并处一千元以上五万元以下罚款；造成严重后果的，由原发证部门吊销药品经营许可证或者其他许可证。

根据《药品召回管理办法》第37条的规定，药品经营企业、使用单位拒绝配合药品生产企业或者药品监督管理部门开展有关药品安全隐患调查、拒绝协助药品生产企业召回药品的，予以警告，责令改正，可以并处两万元以下罚款。

考点 10 ★ 违反进口药品登记备案管理制度的法律责任

根据《药品管理法》第 80 条的规定，进口已获得药品进口注册证书的药品，未按照《药品管理法》规定向允许药品进口的口岸所在地的药品监督管理部门登记备案的，给予警告，责令限期改正；逾期不改正的，撤销进口药品注册证书。

考点 11 ★ 医疗机构向市场销售制剂的法律责任

根据《药品管理法》第 83 条的规定，医疗机构将其配制的制剂在市场销售的，责令改正，没收违法销售的制剂，并处违法销售制剂货值金额一倍以上三倍以下的罚款；有违法所得的，没收违法所得。

考点 12 ★ 药品经营违反购销记录要求、药品销售行为规定的法律责任

根据《药品管理法》第 84 条的规定，药品经营企业没有《药品管理法》第 18 条要求的真实完整的购销记录，或者违反《药品管理法》第 19 条关于药品销售行为的规定，责令改正，给予警告；情节严重的，吊销《药品经营许可证》。

第十章 药品安全法律责任

考点 13 ★ 违反药品标识管理规定的法律责任

根据《药品管理法》第 85 条及《药品管理法实施条例》第 73 条的规定，药品生产企业、药品经营企业生产、经营的药品及医疗机构配制的制剂，其包装、标签、说明书违反《药品管理法》及《药品管理法实施条例》规定，除依法应当按照假药、劣药论处的之外，责令改正，给予警告；情节严重的，撤销该药品的批准证明文件。

第四节 违反特殊管理药品规定的法律责任

考点 1 ★ 定点生产企业、经营企业、医疗机构、执业医师的法律责任

1. 定点生产企业的法律责任 根据《麻醉药品和精神药品管理条例》第 67 条的规定，定点生产企业违反麻醉药品和精神药品管理规定，有下列情形之一的，由药品监督管理部门责令限期改正，给予警告，并没收违法所得和违法销售的药品；逾期不改正的，责令停产，并处五万元以上十万元以下的罚款；情节严重的，取消其定点生产资格。①未按照麻醉药品和精神药品年度生产计划安排生产的。②未依照规定向药品监督管理部门报告生产情况的。③未依照规定储存麻醉药

品和精神药品，或者未依照规定建立、保存专用账册的。④未依照规定销售麻醉药品和精神药品的。⑤未依照规定销毁麻醉药品和精神药品的。

2. 定点批发企业的法律责任 根据《麻醉药品和精神药品管理条例》第 68 条的规定，定点批发企业违反规定销售麻醉药品和精神药品，或者违反规定经营麻醉药品原料药和第一类精神药品原料药的，由药品监督管理部门责令限期改正，给予警告，并没收违法所得和违法销售的药品；逾期不改正的，责令停业，并处违法销售药品货值金额两倍以上五倍以下的罚款；情节严重的，取消其定点批发资格。

根据《麻醉药品和精神药品管理条例》第 69 条的规定，定点批发企业违反麻醉药品和精神药品的管理规定，有下列情形之一的，由药品监督管理部门责令限期改正，给予警告；逾期不改正的，责令停业，并处两万元以上五万元以下的罚款；情节严重的，取消其定点批发资格。①未依照规定购进麻醉药品和第一类精神药品的。②未保证供药责任区域内的麻醉药品和第一类精神药品的供应的。③未对医疗机构履行送货义务的。④未依照规定报告麻醉药品和精神药品的进货、销售、库存数量以及流向的。⑤未依照规定储存麻醉药品和精神药品，或者未依照规定建立、保存专用账册的。⑥未依照规定销毁麻醉药品和精神药品的。⑦区域性批发企业之间违反规定调剂麻醉药品和第一类精神药品,或者因特殊情况调剂麻醉药品和第一类精神药品后未依照规定备案的。

3. 第二类精神药品零售企业的法律责任 根据《麻醉药品和精神药品管理条例》第70条的规定,第二类精神药品零售企业违反规定储存、销售或者销毁第二类精神药品的,由药品监督管理部门责令限期改正,给予警告,并没收违法所得和违法销售的药品;逾期不改正的,责令停业,并处五千元以上两万元以下的罚款;情节严重的,取消其第二类精神药品零售资格。

4. 医疗机构的法律责任 根据《麻醉药品和精神药品管理条例》第72条的规定,取得印鉴卡的医疗机构违反《麻醉药品和精神药品管理条例》的规定,有下列情形之一,由设区的市级卫生主管部门责令限期改正,给予警告;逾期不改正的,处五千元以上一万元以下罚款,情节严重的,吊销其印鉴卡并处分主管人员和责任人员。①未依规定购买、储存麻醉药品和第一类精神药品的。②未依规定保存麻醉药品和精神药品专用处方或未依规定进行处方专册登记的。③未依规定报告麻醉药品、精神药品的进货、库存、使用数量。④紧急借用麻醉药品和第一类精神药品后未备案的。⑤未依规定销毁麻醉药品的。

5. 执业医师的法律责任　根据《麻醉药品和精神药品管理条例》第 73 条第 1 款的规定，具有麻醉药品和第一类精神药品处方资格的执业医师违反规定开具相关处方，或未按临床应用指导原则使用麻醉药品和第一类精神药品的，由其所在医疗机构取消其麻醉药品和第一类精神药品处方资格，造成严重后果的，由原发证机关吊销其执业证书。执业医师未按照临床应用指导原则的要求使用第二类精神药品或者未使用专用处方开具第二类精神药品，造成严重后果的，由原发证部门吊销其执业证书。

根据《麻醉药品和精神药品管理条例》第 73 条第 2 款的规定，未取得麻醉药品和第一类精神药品处方资格的执业医师擅自开具麻醉药品和第一类精神药品处方的，由县级以上卫生主管部门给予警告，暂停执业活动；造成严重后果的，吊销其执业证书；构成犯罪的，依法追究刑事责任。

考点 2 ★　处方调配人、核对人的法律责任

根据《麻醉药品和精神药品管理条例》第 73 条第 3 款的规定，处方的调配人、核对人违反规定，未对麻醉药品和第一类精神药品处方进行核对，造成严重后果的，由原发证部门吊销其执业证书。

第十章　药品安全法律责任

考点3 ★　药品监管部门和卫生主管部门的法律责任

根据《麻醉药品和精神药品管理条例》第65条的规定，药品监督管理部门、卫生主管部门违反《麻醉药品和精神药品管理条例》的规定，有下列情形之一的，由其上级行政机关或者监察机关责令改正；情节严重的，对直接负责的主管人员和其他直接责任人员依法给予行政处分；构成犯罪的，依法追究刑事责任。①对不符合条件的申请人准予行政许可或者超越法定职权作出准予行政许可决定的。②未到场监督销毁过期、损坏的麻醉药品和精神药品的。③未依法履行监督检查职责，应当发现而未发现违法行为、发现违法行为不及时查处，或者未依照本条例规定的程序实施监督检查的。④其他失职、渎职行为。

考点4 ★★　走私、非法买卖麻黄碱类复方制剂等行为的法律责任

1. 走私、非法买卖麻黄碱类复方制剂等行为　以加工、提炼制毒物品制造毒品为目的，购买麻黄碱类复方制剂，或者运输、携带、寄递麻黄碱类复方制剂进出境的，依照刑法第347条的规定，以制造毒品罪定罪处罚。

以加工、提炼制毒物品为目的，购买麻黄碱

类复方制剂，或者运输、携带、寄递麻黄碱类复方制剂进出境的，依照刑法350条第1款、第3款的规定，分别以非法买卖制毒物品罪、走私制毒物品罪定罪处罚。

将麻黄碱类复方制剂拆除包装、改变形态后进行走私或者非法买卖，或者明知是已拆除包装、改变形态的麻黄碱类复方制剂而进行走私或者非法买卖的，依照刑法第350条第1款、第3款的规定，分别以走私制毒物品罪、非法买卖制毒物品罪定罪处罚。

非法买卖麻黄碱类复方制剂或者运输、携带、寄递麻黄碱类复方制剂进出境，没有证据证明系用于制造毒品或者走私、非法买卖制毒物品，或者未达到走私制毒物品罪、非法买卖制毒物品罪的定罪数量标准，构成非法经营罪、走私普通货物、物品罪等其他犯罪的，依法定罪处罚。

2. 利用麻黄碱类复方制剂加工、提炼制毒物品的行为　以制造毒品为目的，利用麻黄碱类复方制剂加工、提炼制毒物品的，依照刑法第347条的规定，以制造毒品罪定罪处罚。

以走私或者非法买卖为目的，利用麻黄碱类复方制剂加工、提炼制毒物品的，依照刑法第350条第1款、第3款的规定，分别以走私制毒物品罪、非法买卖制毒物品罪定罪处罚。

3. 关于制毒物品数量的认定 以走私制毒物品罪、非法买卖制毒物品罪定罪处罚的，应当以涉案麻黄碱类复方制剂中麻黄碱类物质的含量作为涉案制毒物品的数量。以制造毒品罪定罪处罚的，应当将涉案麻黄碱类复方制剂所含的麻黄碱类物质可以制成的毒品数量作为量刑情节考虑。多次实施的行为未经处理的，涉案制毒物品的数量累计计算。

考点 5 ★ 违反药品类易制毒化学品管理规定的法律责任

1. 违反许可、备案要求的法律责任 根据《易制毒化学品管理条例》第 38 条的规定，未经许可或者备案擅自生产、经营、购买、运输易制毒化学品，伪造申请材料骗取易制毒化学品生产、经营、购买或者运输许可证，使用他人的或者伪造、变造、失效的许可证生产、经营、购买、运输易制毒化学品的，由公安机关没收非法生产、经营、购买或者运输的易制毒化学品、用于非法生产易制毒化学品的原料以及非法生产、经营、购买或者运输易制毒化学品的设备、工具，处非法生产、经营、购买或者运输的易制毒化学品货值十倍以上二十倍以下的罚款，货值的二十倍不足一万元的，按一万元罚款；有违法所得的，没收违法所得；有营业执照的，由工商行政管理部门吊销营业执照；构成犯罪的，依法追究刑事责任。根据《易制毒化学品管理条例》第45条的规定，对于由公安机关、工商行政管理部门作出上述行政处罚决定的单位，药品监督管理部门自该行政处罚决定作出之日起3年内不予受理其药品类易制毒化学品生产、经营、购买许可的申请。

2. 违反生产、经营管理规定的法律责任 根据《易制毒化学品管理条例》第40条的规定，违反药品类易制毒化学品管理规定，有下列行为之一的，由县级以上药品监督管理部门给予警告，责令限期改正，处一万元以上五万元以下的罚款；对违反规定生产、经营、购买的易制毒化学品可以予以没收；逾期不改正的，责令限期停产停业整顿；逾期整顿不合格的，吊销相应的许可证。①药品类易制毒化学品生产企业、经营企业，使用药品类易制毒化学品的药品生产企业、教学科研单位，未按规定执行安全管理制度的。②药品类易制毒化学品生产企业自营出口药品类易制毒化学品，未按规定在专用账册中载明或者未按规定留存出口许可、相应证明材料备查的。③将许可证或者备案证明转借他人使用的。④超出许可的品种、数量生产、经营、购买易制毒化学品的。⑤易制毒化学品丢失、被盗、被抢后未及时报告，造成严重后果的。⑥除个人合法购买第一类中的药品类易制毒化学品药品制剂外,使用现金或者实物进行药品类易制毒化学品交易的。⑦易制毒化学品的产品包装和使用说明书不符合要求的。⑧生产、经营易制毒化学品的单位不如实或者不按时向有关行政主管部门和公安机关报告年度生产、经销和库存等情况的。

3. 违反备案、报告要求的法律责任 根据《易制毒化学品管理条例》第43条的规定,有下列情形之一的,由县级以上药品监督管理部门给予警告,责令限期改正,可以并处一万元以上三万元以下的罚款。①药品类易制毒化学品生产企业连续停产1年以上未按规定报告的,或者未经所在地省、自治区、直辖市药品监督管理部门现场检查即恢复生产的。②药品类易制毒化学品生产企业、经营企业未按规定渠道购销药品类易制毒化学品的。③麻醉药品区域性批发企业因特殊情况调剂药品类易制毒化学品后未按规定备案的。④药品类易制毒化学品发生退货,购用单位、供货单位未按规定备案、报告的。

4. 拒不接受监督检查的法律责任 根据《易制毒化学品管理条例》第42条的规定,药品类易制毒化学品生产企业、经营企业、使用药品类易制毒化学品的药品生产企业和教学科研单位,拒不接受药品监督管理部门监督检查的,由药品监督管理部门责令改正,对直接负责的主管人员以及其他直接责任人员给予警告；情节严重的，对单位处一万元以上五万元以下的罚款，对直接负责的主管人员以及其他直接责任人员处一千元以上五千元以下的罚款；有违反治安管理行为的，由公安机关依法给予治安管理处罚；构成犯罪的，依法追究刑事责任。

考点6 ★ 违反毒性药品管理规定的法律责任

根据《医疗用毒性药品管理办法》第11条的规定，对违反规定擅自生产、收购、经营毒性药品的单位或者个人，应没收其全部毒性药品，并给予警告或按照非法所得的五至十倍罚款；情节严重、致人伤残或死亡，构成犯罪的，依法追究刑事责任。

考点7 ★ 违反中医药法相关规定的法律责任

1. 违反举办中医诊所、炮制中药饮片、委托配制中药制剂备案管理规定的法律责任 根据《中医药法》第56条规定，举办中医诊所、炮制中药饮片、委托配制中药制剂应当备案而未备案，或者备案时提供虚假材料的，由中医药主管部门和药品监督管理部门按照各自职责分工责令改正，没收违法所得，并处三万元以下罚款，向社会公告相关信息；拒不改正的，责令停止执业活动或者责令停止炮制中药饮片、委托配制中药制剂活动，其直接责任人员五年内不得从事中医药相关活动。

医疗机构应用传统工艺配制中药制剂未依照规定备案，或者未按照备案材料载明的要求配制中药制剂的，按生产假药给予处罚。

2. 中药材种植过程中使用剧毒、高毒农药的法律责任 根据《中医药法》第58条规定，在中药材种植过程中使用剧毒、高毒农药的，依照有关法律、法规规定给予处罚；情节严重的，可以由公安机关对其直接负责的主管人员和其他直接责任人员处五日以上十五日以下拘留。

第十一章 医疗器械、保健食品和化妆品的管理

第一节 医疗器械管理

考点1★★ 医疗器械的分类

国家对医疗器械按照风险程度实行分类管理。

第一类是风险程度低,实行常规管理可以保证其安全、有效的医疗器械。如外科用手术器械(刀、剪、钳、镊夹、针、钩)、听诊器(无电能)、反光镜、反光灯、医用放大镜、(中医用)刮痧板、橡皮膏、透气胶带、手术衣、手术帽、检查手套、集液袋等。

第二类是具有中度风险,需要严格控制管理以保证其安全、有效的医疗器械。如血压计、体温计、心电图机、脑电图机、手术显微镜、(中医用)针灸针、助听器、皮肤缝合钉、避孕套、避孕帽、无菌医用手套、睡眠监护系统软件、超声三维系统软件、脉象仪软件等。

第三类是具有较高风险,需要采取特别措施严格控制管理以保证其安全、有效的医疗器械。

第十一章 医疗器械、保健食品和化妆品的管理

如心脏起搏器、体外反搏装置、血管内窥镜、超声肿瘤聚焦刀、高频电刀、微波手术刀、医用磁共振成像设备、钴60治疗机、正电子发射断层扫描装置(PECT)、植入器材、植入式人工器官、血管支架、血管内导管、一次性使用输液器、输血器等。

考点2★★ 产品注册与备案管理

第一类医疗器械实行备案管理。第二类、第三类医疗器械实行注册管理。

境内第一类医疗器械备案,备案人向设区的市级药品监督管理部门提交备案资料。境内第二类医疗器械由省级药品监督管理部门审查,批准后发给医疗器械注册证。境内第三类医疗器械由国家药品监督管理部门审查,批准后发给医疗器械注册证。

进口第一类医疗器械备案,备案人向国家药品监督管理部门提交备案资料。进口第二类、第三类医疗器械由国家药品监督管理部门审查,批准后发给医疗器械注册证。

香港、澳门、台湾地区医疗器械的注册、备案,参照进口医疗器械办理。

考点3★ 医疗器械注册证格式与备案凭证格式

1.医疗器械注册证格式由国家药品监督管理局统一制定。注册证编号的编排方式为:

×1 械注 ×2××××3×4××5××××6

其中：×1为注册审批部门所在地的简称：境内第三类医疗器械，进口第二类、第三类医疗器械为"国"字；境内第二类医疗器械为注册审批部门所在地省、自治区、直辖市简称。×2为注册形式："准"字适用于境内医疗器械；"进"字适用于进口医疗器械；"许"字适用于香港、澳门、台湾地区的医疗器械。××××3为首次注册年份。×4为产品管理类别。××5为产品分类编码。××××6为首次注册流水号。延续注册的，××××3和××××6数字不变。产品管理类别调整的，应当重新编号。

2.第一类医疗器械备案凭证编号的编排方式为：

×1 械备 ××××2××××3 号

其中：×1为备案部门所在地的简称：进口第一类医疗器械为"国"字；境内第一类医疗器械为备案部门所在地省、自治区、直辖市简称加所在地设区的市级行政区域的简称（无相应设区的市级行政区域时，仅为省、自治区、直辖市的简称）。××××2为备案年份。××××3为备案流水号。

考点4 ★ 医疗器械说明书和标签管理

医疗器械应当有说明书、标签。说明书、标

第十一章 医疗器械、保健食品和化妆品的管理

签的内容应当与经注册或者备案的相关内容一致。

医疗器械的说明书、标签应当标明下列事项：①通用名称、型号、规格。②生产企业的名称和住所、生产地址及联系方式。③产品技术要求的编号。④生产日期和使用期限或者失效日期。⑤产品性能、主要结构、适用范围。⑥禁忌、注意事项以及其他需要警示或者提示的内容。⑦安装和使用说明或者图示。⑧维护和保养方法，特殊储存条件、方法。⑨产品技术要求规定应当标明的其他内容。

第二类、第三类医疗器械还应当标明医疗器械注册证编号和医疗器械注册人的名称、地址及联系方式。

由消费者个人自行使用的医疗器械还应当具有安全使用的特别说明。

医疗器械的产品名称应当使用通用名称，通用名称应当符合国家药品监督管理局制定的医疗器械命名规则。第二类、第三类医疗器械的产品名称应当与医疗器械注册证中的产品名称一致。

医疗器械说明书和标签文字内容应当使用中文，中文的使用应当符合国家通用的语言文字规范。医疗器械说明书和标签可以附加其他文种，但应当以中文表述为准。

进口医疗器械的说明书中还应载明医疗器械的原产地以及代理人的名称、地址、联系方式。

考点 5 ★★　医疗器械经营分类管理

经营第一类医疗器械不需许可和备案，经营第二类医疗器械实行备案管理，经营第三类医疗器械实行许可管理。

从事第二类医疗器械经营的，由经营企业向所在地设区的市级人民政府药品监督管理部门备案。从事第三类医疗器械经营的，经营企业应当向所在地设区的市级人民政府药品监督管理部门申请经营许可。

考点 6 ★　医疗器械经营许可证管理

医疗器械经营许可证有效期为 5 年。《医疗器械经营许可证》有效期届满需要延续的，医疗器械经营企业应当在有效期届满 6 个月前，向原发证部门提出《医疗器械经营许可证》延续申请。

《医疗器械经营许可证》和医疗器械经营备案凭证的格式由国家药品监督管理总局统一制定，由设区的市级药品监督管理部门印制。

《医疗器械经营许可证》编号的编排方式为：××食药监械经营许××××××××号。其中：第一位×代表许可部门所在地省、自治区、直辖市的简称；第二位×代表所在地设区的市级行政区域的简称；第三到六位×代表 4 位数许可年份；第七到十位×代表 4 位数许可流水号。

第十一章 医疗器械、保健食品和化妆品的管理

第二类医疗器械经营备案凭证备案编号的编排方式为：××食药监械经营备××××××××号。其中：第一位×代表备案部门所在地省、自治区、直辖市的简称；第二位×代表所在地设区的市级行政区域的简称；第三到六位×代表4位数备案年份；第七到十位×代表4位数备案流水号。

考点7 ★ 经营质量管理规范的基本要求

医疗器械经营质量管理规范是医疗器械经营质量管理的基本要求，由国家药品监督管理总局制定，适用于所有从事医疗器械经营活动的经营者。

企业应当建立并执行进货查验记录制度。从事第二类、第三类医疗器械批发业务以及第三类医疗器械零售业务的经营企业应当建立销售记录制度。进货查验记录和销售记录信息应当真实、准确、完整。从事医疗器械批发业务的企业，其购进、贮存、销售等记录应当符合可追溯要求。

考点8 ★ 医疗器械使用管理要求

医疗器械使用单位应当对医疗器械采购实行统一管理，由其指定的部门或者人员统一采购医疗器械，其他部门或者人员不得自行采购。不得购进和使用未依法注册或者备案、无合格证明文

件以及过期、失效、淘汰的医疗器械。医疗器械使用单位应当真实、完整、准确地记录进货查验情况。进货查验记录应当保存至医疗器械规定使用期限届满后2年或者使用终止后2年。大型医疗器械进货查验记录应当保存至医疗器械规定使用期限届满后5年或者使用终止后5年；植入性医疗器械进货查验记录应当永久保存。医疗器械使用单位应当妥善保存购入第三类医疗器械的原始资料，确保信息具有可追溯性。

医疗器械使用单位应当建立医疗器械使用前质量检查制度。使用无菌医疗器械前，应当检查直接接触医疗器械的包装及其有效期限。包装破损、标示不清、超过有效期限或者可能影响使用安全、有效的，不得使用。对重复使用的医疗器械，应当按照国务院卫生行政部门制定的消毒和管理的规定进行处理。一次性使用的医疗器械不得重复使用，对使用过的应当按照国家有关规定销毁并记录。

考点 9 ★ 医疗器械不良事件监测

医疗器械不良事件，是指已上市的医疗器械，在正常使用情况下发生的，导致或者可能导致人体伤害的各种有害事件。因医疗器械产品质量问题导致的伤害事件或者故障事件均属于医疗器械不良事件的范围。

第十一章　医疗器械、保健食品和化妆品的管理

医疗器械不良事件报告应当遵循可疑即报的原则。

持有人、经营企业、使用单位发现或获知导致死亡的个例可疑不良事件的,应在 7 日内报告;导致严重伤害、可能导致严重伤害或死亡的,应在 20 日内报告。境外持有人和在境外销售国产医疗器械的持有人发现或获知在境外发生的导致或者可能导致严重伤害或者死亡的可疑不良事件的,应在 30 日内报告。

持有人、经营企业、使用单位发现或获知群体不良事件后,应在 12 小时内报告不良事件发生地省级药品监管部门和卫生行政部门,对每一事件还应在 24 小时内按个例事件报告。

考点 10 ★　定期风险评价报告和医疗器械再评价

持有人应当自产品首次注册或者备案之日起,每满 1 年后的 60 日内完成上年度产品上市后定期风险评价报告,并提交至产品注册批准部门的同级监测机构。

持有人应当主动开展再评价,对再评价结果表明产品存在危及人身安全的缺陷,且无法通过技术改进、修改说明书和标签等措施消除或者控制风险,或者风险获益比不可接受的,持有人应当主动申请注销产品注册证或者取消产品备案;持有人未申请的,由原发证部门注销产品注册证

或者取消备案。

药品监管部门监督检查的重点项目包括：未主动收集并按时限要求报告不良事件的；提示持有人或经营企业主体责任未落实到位的；瞒报、漏报、虚假报告的等。

考点11 ★ 医疗器械召回管理

根据医疗器械缺陷的严重程度，医疗器械召回分为：①一级召回：使用该医疗器械可能或者已经引起严重健康危害的。②二级召回：使用该医疗器械可能或者已经引起暂时的或者可逆的健康危害的。③三级召回：使用该医疗器械引起危害的可能性较小但仍需召回的。

医疗器械生产企业作出医疗器械召回决定的，一级召回在1日内，二级召回在3日内，三级召回在7日内，通知到有关医疗器械经营企业、使用单位或者告知使用者。

第二节 保健食品、特殊医学配方食品和婴幼儿配方食品管理

考点1 ★ 保健食品的界定及特征

保健食品是指声称具有特定保健功能或者以补充维生素、矿物质为目的的食品，即适用于特

第十一章 医疗器械、保健食品和化妆品的管理

定人群食用，具有调节机体功能，不以治疗疾病为目的，并且对人体不产生任何急性、亚急性或者慢性危害的食品。

考点 2 ★★ 保健食品的生产经营管理

保健食品原料目录和允许保健食品声称的保健功能目录，由国务院药品监督管理部门会同国务院卫生行政部门、国家中医药管理部门制定、调整并公布。保健食品原料目录应当包括原料名称、用量及其对应的功效；列入保健食品原料目录的原料只能用于保健食品生产，不得用于其他食品生产。

使用保健食品原料目录以外原料的保健食品和首次进口的保健食品应当经国务院药品监督管理部门注册。首次进口的保健食品中属于补充维生素、矿物质等营养物质的，应当报国务院药品监督管理部门备案。其他保健食品应当报省、自治区、直辖市人民政府药品监督管理部门备案。进口的保健食品应当是出口国（地区）主管部门准许上市销售的产品。

保健食品的标签、说明书不得涉及疾病预防、治疗功能，载明适宜人群、不适宜人群、功效成分或者标志性成分及其含量等，并声明"本品不能代替药物"。保健食品的功能和成分应当与标签、说明书相一致。

保健食品广告内容应当真实合法，不得含有虚假内容，不得涉及疾病预防、治疗功能。应当在广告词中声明"本品不能代替药物"；其内容应当经生产企业所在地省、自治区、直辖市人民政府药品监督管理部门审查批准，取得保健食品广告批准文件。

考点 3 ★★ 保健食品批准文号管理和批准文号格式

目前保健食品批准文号存在卫生行政部门和药品监督管理部门批准的两种性形式。

卫生行政部门批准的保健食品：1996 年～2003 年 7 月，卫生行政部门颁发保健食品批准证书，批准文号在有效期内仍然有效。

国产保健食品批准文号格式：卫食健字 +4 位年代号第 ×××× 号。

进口保健食品批准文号格式：卫食健字 +4 位年代号第 ×××× 号（2000 年以前的批准文号格式：卫进食健字 +4 位年代号第 ×××× 号）。

药品监督管理部门批准的保健食品：2003 年 11 月起，由药品监督管理部门负责颁发保健食品批准证书，发给批准文号。批准文号格式为：国食健字 G+4 位年代号 +4 位顺序号；进口保健食品批准文号格式为：国食健字 J+4 位年代号 +4 位顺序号。批准证书有效期为 5 年。

2016 年 7 月 1 日起实行的新修订的管理办法，对保健食品实行注册与备案相结合的分类管理制度。

国产保健食品注册号格式：国食健注 G+4 位年代号 +4 位顺序号；进口保健食品注册号格式：国食健注 J+4 位年代号 +4 位顺序号。保健食品注册证书有效期为 5 年。

国产保健食品备案号格式为：食健备 G+4 位年代号 +2 位省级行政区域代码 +6 位顺序编号；进口保健食品备案号格式为：食健备 J+4 位年代号 +00+6 位顺序编号。

考点 4 ★★★ 特殊医学用途配方食品和婴幼儿配方食品的管理的基本要求

特殊医学用途配方食品，是指为了满足进食受限、消化吸收障碍、代谢紊乱或特定疾病状态人群对营养素或膳食的特殊需要，专门加工配制而成的配方食品，包括适用于 1 岁以上人群的特殊医学用途配方食品和适用于 0 月龄至 12 月龄的特殊医学用途婴儿配方食品。《食品安全法》将特殊医学用途配方食品参照药品管理的要求予以对待，规定该类食品应当经国家药品监督管理局注册。特殊医学用途配方食品注册号的格式为：国食注字 TY+4 位年号 +4 位顺序号，其中 TY 代表特殊医学用途配方食品。特殊医学用途配方食品注册证书有效期限为 5 年。

婴幼儿配方乳粉产品配方,是指生产婴幼儿配方乳粉使用的食品原料、食品添加剂及其使用量,以及产品中营养成分的含量。婴幼儿配方食品生产企业应当实施从原料进厂到成品出厂的**全过程质量控制,对出厂的婴幼儿配方食品实施逐批检验**,保证食品安全。婴幼儿配方食品生产企业应当将食品原料、食品添加剂、产品配方及标签等事项向省、自治区、直辖市人民政府药品监督管理部门备案。婴幼儿配方乳粉的产品配方应当经国务院药品监督管理部门注册批准。注册时,应当提交配方研发报告和其他表明配方科学性、安全性的材料。不得以分装方式生产婴幼儿配方乳粉,同一企业不得用同一配方生产不同品牌的婴幼儿配方乳粉。婴幼儿配方乳粉产品配方注册号格式为:**国食注字 YP+4 位年代号 +4 位顺序号**,其中 YP 代表婴幼儿配方乳粉产品配方。婴幼儿配方乳粉产品配方注册证书有效期为 5 年。《关于婴幼儿配方乳粉产品配方注册管理过渡期的公告》规定,自 2018 年 1 月 1 日起,在我国境内生产或向我国境内出口的婴幼儿配方乳粉应当依法取得婴幼儿配方乳粉产品配方注册证书。

第三节　化妆品管理

考点1★★　化妆品的界定和分类

《化妆品卫生监督条例》将化妆品分为特殊用途化妆品和非特殊用途化妆品。

特殊用途化妆品是指用于育发、染发、烫发、脱毛、美乳、健美、除臭、祛斑、防晒的化妆品。

特殊用途化妆品，必须经国务院食品药品监管部门批准，取得批准文号后方可生产和进口。

考点2★　化妆品生产许可证和批准文号管理

1.国家对化妆品生产实行许可制度。生产化妆品需依法持有省级化妆品监督管理部门颁发的《化妆品生产许可证》，《化妆品生产许可证》有效期5年。

2.现行的批准文号存在卫生行政部门和化妆品监督管理部门分别颁发的两种形式。

国产特殊用途化妆品批准文号：①国妆特字G××××××××；②卫妆特字（年份）第××××号。国产非特殊用途化妆品由省级化妆品监督管理部门实施备案管理。

进口化妆品批准文号：①国妆特进字J××××××××，国妆备进字

J××××××××××;②卫妆特进字（年份）第××××号，卫妆备进字（年份）第××××号。

批准文号（备案号）中"××××××××"的前4位为年份，后4位为行政许可的先后顺序。

特殊用途化妆品批准文号每4年重新审查1次。